Andreas Büscher, Lena Dorin
Pflegebedürftigkeit im Alter

Herausgeber der Reihe:
Adelheid Kuhlmey und Wolfgang von Renteln-Kruse

# Band 3

Bisher bei De Gruyter erschienen:

**Band 1**
**Arzneimittel im Alter**
Wolfgang von Renteln-Kruse, Birgit Frilling,
Lilli Neumann; 2013
ISBN: 978-3-11-028797-4
e-ISBN: 978-3-11-028799-8

**Band 2**
**Schmerz im Alter**
Dagmar Dräger, Franziska Könner, Andrea Budnick,
Reinhold Kreutz, Andreas Kopf; 2013
ISBN: 978-3-11-028797-4
e-ISBN: 978-3-11-034307-6

Andreas Büscher, Lena Dorin

# Pflegebedürftigkeit im Alter

—

DE GRUYTER

**Prof. Dr. Andreas Büscher**
Hochschule Osnabrück
Fak. Wirtschafts- u. Sozialwissenschaften
Caprivistr. 30a
49076 Osnabrück
E-Mail: buescher@wi.hs-osnabrueck.de

**Lena Dorin**
Hochschule Osnabrück
Fak. Wirtschafts- u. Sozialwissenschaften
Caprivistr. 30a
49076 Osnabrück
E-Mail: Dorin@wi.hs-osnabrueck.de

Das Buch enthält 2 Abbildungen und 12 Tabellen.

ISBN 978-3-11-034293-2
e-ISBN 978-3-11-034307-6

**Library of Congress Cataloging-in-Publication Data**
A CIP catalog record for this book has been applied for at the Library of Congress.

**Bibliografische Information der Deutschen Nationalbibliothek**
Die Deutsche Nationalbibliothek verzeichnet diese Publikation in der Deutschen National-
bibliografie; detaillierte bibliografische Daten sind im Internet über http://dnb.dnb.de abrufbar.

In den Bänden der Reihe „Praxiswissen Gerontologie und Geriatrie kompakt" wird generell für alle
Personen- und Funktionsbezeichnungen das generische (geschlechtsneutrale) Maskulinum verwendet, welches die weibliche Form einschließt.

© 2014 Walter de Gruyter GmbH, Berlin/Boston
Typesetting: eScriptum GmbH & Co KG, Berlin
Printing and binding: CPI books GmbH, Leck
Cover image: Getty Images/iStockphoto
♾ Printed on acid-free paper
Printed in Germany

www.degruyter.com

Das Wissen zum Altern und damit einhergehenden Veränderungen, z. B. des Körpers, der Funktionsweise seiner Organsysteme und der körperlichen, geistigen und seelischen Fähigkeiten alt gewordener Menschen nimmt erfreulicherweise permanent zu [1]. Allerdings vergeht i. d. R. eine erhebliche Zeit, bis dieses Wissen für die alltägliche Umsetzung verfügbar ist und tatsächlich Niederschlag im praktischen Handeln und in der Gesundheitsversorgung findet.

Längst sind sich die Experten einig: Altern ist keine Krankheit, Altern bedeutet Veränderung, was nicht auf bio-medizinische Variablen reduziert werden darf. Es wird jedoch auch immer deutlicher, dass alt gewordene Menschen spezifische Anforderungen an professionelle medizinisch-pflegerische und therapeutische Arbeit stellen. Diese setzen sehr oft Kenntnisse aus unterschiedlichen Fachgebieten voraus und bedingen interprofessionelle sowie interdisziplinäre Zusammenarbeit. Aus diesem Grund richtet sich die Buchreihe **„Praxiswissen Gerontologie und Geriatrie kompakt"** an alle Berufsgruppen, die in gesundheitsrelevanten Versorgungsbereichen mit älteren und alten Menschen tätig sind. In den Beiträgen dieser Buchreihe werden Themen und aktuelle Wissensbestände dargelegt, die für die alltägliche Praxis professioneller Arbeit für und mit alten Menschen hohe Bedeutung haben.

In Deutschland verfügen relativ wenige der ca. 2,7 Mio. Mitarbeiterinnen und Mitarbeiter der Gesundheitsdienstberufe über spezielle gerontologische und/oder geriatrische Aus- oder Weiterbildungen [2]. Aber die Mehrzahl von ihnen steht vor der Herausforderung, immer mehr alte und hochbetagte Patientinnen und Patienten zu versorgen. Keine Bevölkerungsgruppe in Deutschland nimmt zahlenmäßig so stark zu wie die der über 80-Jährigen und älteren. Mit einem Anteil von 5 % an der Gesamtbevölkerung machen sie bereits heute 14 % der Krankenhauspatienten aus, und für das Jahr 2030 wird prognostiziert, dass jeder fünfte Patient im Krankenhaus älter als 80 Jahre sein wird [3]. Die Verhältnisse im ambulanten Bereich sind vergleichbar. Hier entfällt die Hälfte aller Arztkontakte eines Jahres auf ca. 16 % aller Versicherten. Diese sind älter, chronisch krank und bedürfen intensiver Versorgung mit deutlich über 30 Arztbesuchen pro Jahr in der Gruppe der 85- bis 90-Jährigen [4]. Nicht zuletzt zeigt sich, dass das Altern der Bevölkerung eng mit einer Zunahme von Menschen korreliert, die im Alltag von der Hilfe anderer abhängig sind und einer ständigen Pflege bedürfen.

In dieser Buchreihe werden Ergebnisse aus Versorgungs- und Public-Health-Forschung, aus der klinischen und pflegewissenschaftlichen Forschung sowie aus der Grundlagenforschung für die praktische Umsetzung von ausgewiesenen Fachvertretern aufbereitet. In diesem Jahr erscheint der dritte Band der Reihe zum Thema „Pflegebedürftigkeit im Alter". Diesem gingen die Bände „Arzneimittel im Alter" und „Schmerz im Alter" voraus. Geplant sind weitere Themen, die aus gerontologischer und geriatrischer Perspektive besonders hohe Versorgungsrelevanz haben. So erscheint im Jahr 2015 der Band zur „Ernährung im Alter".

Der vorliegende Band **„Pflegebedürftigkeit im Alter"** vermittelt Kenntnisse, Informationen und Handlungsanweisungen für Pflegende, Therapeuten und Ärzte, und andere Berufsgruppen, die mit der Versorgung älterer und alter pflegebedürftiger Menschen betraut sind. In fünf Kapiteln werden der wissenschaftliche Kenntnisstand zur Pflegebedürftigkeit und die aktuellen gesundheitspolitischen Weichenstellungen sowie handlungsrelevante Entwicklungen präsentiert.

Pflegebedürftigkeit ist ein Zustand höchster sozialer, psychischer und körperlicher Vulnerabilität, dem meist langjährige Krankheitsprozesse vorgeschaltet sind oder der durch ein Ereignis – wie zum Beispiel das Auftreten eines Schlaganfalls – akut ausgelöst wird. Darum ist es dem Autorenteam des Bandes wichtig, sich konzeptionell der Pflegebedürftigkeit anzunähern und herauszuarbeiten, in welchem Verhältnis Pflegebedürftigkeit zu Krankheit und funktioneller Beeinträchtigung steht. Pflegebedürftige Menschen zu versorgen, bedeutet sie meist über lange Zeiträume zu begleiten, die Pflege- und Unterstützungsleistungen immer wieder dem Gesundheitsstatus anzupassen und die Mitbetroffenheit der Angehörigen zu beachten. Diese Komplexität fordert Angehörige aller Gesundheitsberufe zunehmend heraus. Denn beinahe alle Versorgungsbereiche haben mit immer mehr Menschen zu tun, die von einer Pflegebedürftigkeit bedroht oder bereits pflegebedürftig sind. Das Autorenteam bietet Angehörigen aller Gesundheitsberufe einen hoch aktuellen Überblick über das Thema Pflegebedürftigkeit im Alter und den guten Umgang mit den Betroffenen.

Als Herausgeber bedanken wir uns für die konstruktive Zusammenarbeit, die gute Umsetzung der Konzeption der Reihe, für das Engagement und für die wunderbare Kollegialität bei dem Pflegewissenschaftler Prof. Dr. Andreas Büscher und bei Lena Dorin, MPH. Unser Dank gilt darüber hinaus Dr. Andrea Budnick, sie hat die Entstehung des Bandes begleitet und stand in stetem Kontakt mit den Autoren. Dem Verlag Walter De Gruyter sind wir dankbar, dass er unsere Ideen zu dieser interdisziplinären Reihe aufgriff und umsetzte.

Berlin, Juni 2014
Adelheid Kuhlmey und Wolfgang von Rentelen-Kruse

[1]  P. Gruss (Hrsg.) Die Zukunft des Alterns. Die Antwort der Wissenschaft – Ein Report der Max-Planck-Gesellschaft. München, C.H. Beck, 2007.
[2]  Statistisches Bundesamt, 2010. Beschäftigte im Gesundheitswesen, Heft 46. Online im Internet: URL: www.gbe-bund.de. Abrufdatum 30.05.2014.
[3]  Statistische Ämter des Bundes und der Länder. Demografischer Wandel in Deutschland-Heft 2-Auswirkungen auf Krankenhausbehandlungen und Pflegebedürftige im Bund und in den Ländern. Wiesbaden, Statistisches Bundesamt, 2010.
[4]  Riens B, Erhard M, Mangiapane S, 2007. Arztkontakte im Jahr 2007 – Hintergründe und Analysen. Online im Internet: URL: www.versorgungsatlas.de. Abrufdatum 30.05.2014.

# Inhalt

Eines der großen Themen in den Diskussionen um die Auswirkungen des demografischen Wandels in Deutschland und in Europa ist die Herausforderung durch den erwarteten Anstieg pflegebedürftiger Menschen. Das Thema steht nicht nur auf der politischen und wissenschaftlichen Agenda, sondern zieht sehr viel weitere Kreise. So nimmt im Sorgenbarometer einer großen Versicherung die Angst, ein Pflegefall im Alter zu werden, in der deutschen Bevölkerung einen der vorderen Plätze ein [1]. Mittlerweile ist das Thema „Pflege" und „Pflegebedürftigkeit" auch kein Spezialistenthema mehr, sondern es ist in der Mitte der Gesellschaft angekommen. Ausgelöst sowohl durch die eigene Konfrontation wie auch durch eine intensivere Berichterstattung in den Medien setzen sich immer mehr Menschen mit dem Thema Pflegebedürftigkeit auseinander. Sie beschäftigt vor allem die Frage, was der Eintritt von Pflegebedürftigkeit für ihr persönliches Umfeld bedeutet. Aber auch andere Fragen werden gestellt: Wie kann man sich absichern? Wie möchte ich versorgt werden? Wer kann die Pflege übernehmen? Welche Dienstleistungen sind verfügbar? Welche Leistungen können in Anspruch genommen werden? Was ist zu beachten? Welche Kosten kommen auf die Familie zu?

Zu diesen Fragen sind innerhalb von Familien Entscheidungen zu treffen, was im Falle der Pflegebedürftigkeit eines Familienmitglieds zu tun ist und wer die Verantwortung für Pflegeentscheidungen übernimmt. Dabei sind die Auseinandersetzungen um das Thema Pflegebedürftigkeit vielfach mit starken Ängsten besetzt. Pflegebedürftig zu werden ist assoziiert mit dem Gefühl der Abhängigkeit und der Angst vor dem Verlust der persönlichen Autonomie. Im Gegensatz zur Krankheit, bei der es die Hoffnung auf eine Genesung gibt, geht der Gedanke an Pflegebedürftigkeit mit der Einschätzung einer dauerhaften und kaum rückgängig zu machenden Beeinträchtigung einher.

Auch die Angehörigen der Gesundheitsberufe, vor allem in Medizin und Pflege, bekommen die gestiegene Bedeutung des Themas Pflegebedürftigkeit zu spüren. Sie haben zunehmend mit Menschen zu tun, die von Pflegebedürftigkeit bedroht oder bereits pflegebedürftig sind. Sie werden mit den Fragen der Menschen konfrontiert und sehen sich in der Pflicht, Antworten zu finden, durch die sie pflegebedürftige Menschen und ihre Angehörigen wirksam unterstützen können.

Daneben genießt das Thema Pflege und Pflegebedürftigkeit auch in der Politik eine stetig steigende Aufmerksamkeit. So enthält der Koalitionsvertrag der Großen Koalition für die 18. Legislaturperiode verschiedene Absichten zum Thema Pflege, nicht zuletzt die Einführung eines neuen Begriffs der Pflegebedürftigkeit in der Pflegeversicherung – ein Thema, welches nicht zum ersten Mal Bestandteil eines Koalitionsvertrages ist.

Angesichts der gestiegenen gesellschaftlichen Bedeutung des Themas Pflegebedürftigkeit ist es das Anliegen dieses Buches, die wesentlichen Fakten zum Thema zusammenzutragen und aufzubereiten. Dazu werden in diesem Einleitungskapitel eine Übersicht über die Zusammenhänge von demografischer Entwicklung und Pflegebedürftigkeit aufgezeigt und eine Einführung in die Grundanliegen der Pflegeversicherung gegeben. Das zweite Kapitel dient der konzeptionellen Annäherung an das Phänomen Pflegebedürftigkeit. Es wird herausgearbeitet, wie Pflegebedürftigkeit definiert ist, wie sie definiert sein sollte und in welchem Verhältnis sie zu Krankheit oder funktionellen Beeinträchtigungen steht. Im dritten Kapitel wird der Fokus auf die Bedeutung der Pflegebedürftigkeit für ältere Menschen und ihre Angehörigen gerichtet. Das vierte Kapitel befasst sich mit der Bewältigung von Pflegebedürftigkeit. Die sehr unterschiedlichen Möglichkeiten zur Gestaltung von Pflegearrangements und die verfügbaren Unterstützungsangebote werden dabei beleuchtet. Das fünfte und letzte Kapitel geht der Frage nach, warum und wann Unterstützungsangebte in Anspruch genommen werden. Eine wesentliche Erkenntnis in der Auseinandersetzung mit dem Thema Pflegebedürftigkeit ist die Einsicht, dass allein die Verfügbarkeit von (Dienst-) Leistungen keine Gewähr dafür bietet, dass diese auch in Anspruch genommen werden. In diesem Kapitel werden die tiefer liegenden Gründe für die Inanspruchnahme von Pflegeleistungen diskutiert. Auf der Basis dieser fünf Kapitel erhalten der Leser und die Leserin einen Überblick über das Thema Pflegebedürftigkeit im Alter und den Stand der wissenschaftlichen und politischen Diskussion.

## 1.1 Pflegebedürftigkeit und demografischer Wandel

Grundsätzlich können Menschen aller Altersgruppen von Pflegebedürftigkeit betroffen sein und es ist ein Verdienst der deutschen Pflegeversicherung, dass sie diesem Umstand Rechnung trägt (s. Kapitel 1.2). Vorwiegend wird das Thema Pflegebedürftigkeit jedoch in Bezug auf die Gruppe der hochaltrigen Menschen diskutiert, die am häufigsten von Pflegebedürftigkeit betroffen ist. Dies zeigt auch ein Blick auf die Pflege-

Tab. 1.1: Lebensalter und Pflegequote (eigene Darstellung auf Basis der Zahlen des Statistischen Bundesamtes [2])

| Lebensalter | Pflegequote (in %) | | |
|---|---|---|---|
| | Insgesamt | Männlich | weiblich |
| unter 15 | 0,6 | 0,7 | 0,5 |
| 15 – 60 | 0,5 | 0,6 | 0,5 |
| 60–65 | 1,8 | 1,9 | 1,6 |
| 65–70 | 2,8 | 3,0 | 2,7 |
| 70–75 | 4,8 | 4,8 | 4,7 |
| 75–80 | 9,8 | 8,9 | 10,5 |
| 80–85 | 20,5 | 16,6 | 22,9 |
| 85–90 | 38,0 | 28,6 | 41,9 |
| 90 und mehr | 57,8 | 36,9 | 65,2 |
| Insgesamt | 3,1 | 2,1 | 3,9 |

quote im Rahmen der Pflegestatistik [2]. Als Pflegequote wird der Anteil der als pflegebedürftig eingestuften Menschen in der jeweiligen Altersgruppe bezeichnet (Tab. 1.1).

---

Pflegebedürftigkeit gibt es bei Menschen aller Altersgruppen, betrifft jedoch vorwiegend ältere Menschen ❗

---

Aus den Zahlen wird deutlich, dass mit zunehmendem Lebensalter die Wahrscheinlichkeit, pflegebedürftig zu werden, deutlich ansteigt. Zwischen dem 70. und 90. Lebensjahr findet alle fünf Jahre annähernd eine Verdoppelung der Pflegequote statt. Bei den 70 bis 75-Jährigen liegt sie bei 4,8 %, bei den 75 bis 80-jährigen bei 9,8 %, bei den 80 bis 85-jährigen bei 20,5 % und bei den 85 bis 90-jährigen bei 38 %. Im Alter von über 90 Jahren sind knapp 58 % der Menschen in Deutschland pflegebedürftig.

Im Jahr 2011 lag die Pflegequote in der Bevölkerung insgesamt bei 3,1 %. Aufgrund des demografisch zunehmenden Anteils älterer Menschen in der Bevölkerung ist diese Quote in den letzten Jahren langsam, aber kontinuierlich angestiegen (Tab. 1.2).

---

Die Pflegequote ist in Deutschland kontinuierlich angestiegen und lag 2011 bei 3,1 % der Bevölkerung ❗

---

Tab. 1.2: Pflegequote in Deutschland seit 2003 (eigene Darstellung auf Basis der Zahlen des Statistischen Bundesamtes [2, 3, 4, 5, 6])

| Jahr | Pflegequote |
| --- | --- |
| 2003 | 2,5 % |
| 2005 | 2,6 % |
| 2007 | 2,7 % |
| 2009 | 2,9 % |
| 2011 | 3,1 % |

Angesichts der demografischen Prognosen ist entsprechend davon auszugehen, dass der pflegebedürftige Anteil der deutschen Bevölkerung in den nächsten Jahren weiter steigen wird. Stabil geblieben sind hingegen die Pflegequoten in den einzelnen Altersgruppen. Diese waren im Laufe der letzten Jahre zwischen 1999 und 2007 sogar leicht rückläufig [7].

Über die zukünftige Entwicklung der Pflegebedürftigkeit in Deutschland gibt es unterschiedliche Prognosen, denen jedoch gemeinsam ist, dass sie von einer steigenden Anzahl pflegebedürftiger Menschen ausgehen [7, 8]. Jede Prognose ist dabei von bestimmten Annahmen abhängig. Das Statistische Bundesamt [7] hat diese in einer Modellrechnung einander gegenüber gestellt: Im so genannten „Status Quo Szenario" wird davon ausgegangen, dass sich die derzeitigen Entwicklungen fortschreiben und die Pflegequoten wie bislang in den einzelnen Altersgruppen relativ stabil bleiben. Das Szenario „sinkende Pflegequote" geht davon aus, dass sich, bedingt durch medizinischen Fortschritt und/ oder Veränderungen in der persönlichen Lebensweise das Pflegerisiko in den jeweiligen Altersgruppen verringert und sich entsprechend der höheren Lebenserwartung in die oberen Altersgruppen verschiebt.

Tab. 1.3: Pflegequoten im Vergleich von Status Quo Szenario und Szenario sinkende Pflegequote (eigene Darstellung auf Basis der Zahlen des Statistischen Bundesamtes [7])

| Jahr | Pflegequote | |
|---|---|---|
| | Status Quo Szenario | Szenario Sinkende Pflegequote |
| 2020 | 3,6 % | 3,4 % |
| 2030 | 4,4 % | 3,9 % |
| 2050 | 6,5 % | 4,4 % |

Es zeigt sich, dass je nach Annahme deutliche Unterschiede hinsichtlich der zukünftigen Entwicklung bestehen, wobei sich auch hier der gemeinsame Trend bestätigt, dass sich das Ausmaß der Pflegebedürftigkeit in Deutschland insgesamt vergrößern wird. Noch nicht berücksichtigt ist in diesen Berechnungen, dass die Definition von Pflegebedürftigkeit, die allen Prognosen zugrunde liegt, aus fachlicher Sicht wesentliche Aspekte von Pflegebedürftigkeit ausklammert (s. Kapitel 2) und entsprechend die vorliegenden Zahlen eher die Untergrenze des Phänomens abbilden.

Der Blick in die Zahlen zum Thema Pflegebedürftigkeit verdeutlicht die Notwendigkeit, sich innerhalb der Gesundheitsberufe, aber auch als Gesellschaft intensiv mit den Implikationen zu beschäftigen. Dies insbesondere, da für jeden einzelnen pflegebedürftigen Menschen ein umfassender Hilfebedarf besteht, der entweder innerhalb der Familie und/ oder mit Hilfe professioneller Unterstützung bewältigt werden muss. Den zentralen Rahmen für die Bewältigung des Hilfebedarfs bildet in Deutschland die Pflegeversicherung, die im nächsten Abschnitt beleuchtet wird.

## 1.2 Einführung der Pflegeversicherung

Die Bedeutung des Themas Pflegebedürftigkeit wird in Deutschland nicht zuletzt durch die Einführung der Pflegeversicherung unterstrichen. Bereits zu einem im Vergleich mit anderen Ländern frühen Zeitpunkt wurde damit Pflegebedürftigkeit zum Bestandteil sozialpolitischer Aktivitäten und einer entsprechenden Gesetzgebung. Nicht zuletzt der bereits frühzeitig prognostizierte demografische Wandel war in den 1990er Jahren verantwortlich dafür, dass die Absicherung gegen das Lebensrisiko Pflegebedürftigkeit zur fünften Säule des deutschen Sozialversicherungssystems wurde. Mit der Einführung der Pflegeversicherung zum 1. Januar 1995 wurde ein Schlussstrich unter eine fast 20 Jahre dauernde sozialpolitische Diskussion gezogen, in der unterschiedliche Auseinandersetzungen geführt wurden.

So war der inhaltliche Ausgangspunkt der Diskussion die Situation pflegebedürftiger Menschen in Heimen und die bereits skizzierten demografischen Veränderungen mit dem erhöhten Anteil potentiell pflegebedürftiger Menschen. Die Situation in den Heimen und die Abhängigkeit der Pflegebedürftigen von Sozialhilfe wurden als hoch problematisch eingestuft. Im Laufe der Zeit verlagerte sich der Schwerpunkt in der Auseinandersetzung auf die Frage der Finanzierung der Pflegeabsicherung und ihre sozialpolitische Einordnung in das deutsche System der sozialen Sicherung. Insbesondere die Finanzierung der Pflegeabsicherung ist ein bis heute intensiv diskutiertes Thema. Involviert in die Auseinandersetzungen um die Einführung der Pflegeversicherung waren unterschiedliche Akteure wie die politischen Parteien, die Tarifparteien, die Leistungsanbieter im Pflegebereich und natürlich verschiedene Selbsthilfe- und Nutzerverbände, die eine advokatorische Rolle für die Pflegebedürftigen eingenommen haben [9]. Intensiv diskutiert wurde auch die Frage, ob die Leistungen zur Pflege aus Steuer- oder aus Sozialversicherungsmitteln gewährt werden sollen. Eine Sozialversicherungslösung bedeutet die Gewährung eines Rechtsanspruchs bei Vorliegen der Voraussetzung, pflegebedürftig zu sein. Eine steuerfinanzierte Absicherung im Rahmen der Sozialhilfe (wie es sie ja auch durchaus vor der Einführung der Pflegeversicherung gab) hätte neben der Prüfung des Vorliegens der Pflegebedürftigkeit auch die Prüfung der finanziellen Verhältnisse dahingehend bedeutet, ob die monetären Aufwendungen zur Bewältigung von Pflegebedürftigkeit aus eigenen Mitteln aufgebracht werden können. Auch die Frage, ob es eine Sozialversicherungs- oder eine private Pflichtversicherungslösung geben soll, wurde intensiv diskutiert.

Bereits während der Auseinandersetzungen in den 1980er Jahren wurden Vermutungen über die Finanzierbarkeit der Pflege angesichts der zunehmenden Anzahl von Einpersonenhaushalten und einer prognostizierten Abnahme der gesellschaftlichen Pflegebereitschaft angestellt. Nicht zuletzt wurde die Befürchtung geäußert, dass die Pflegeversicherung Mitnahme- und Ausnutzungseffekte provozieren würde, d.h., dass Personen vortäuschen, pflegebedürftig zu sein, obwohl sie es nicht sind und dadurch Leistungen in Anspruch nehmen würden, die ihnen nicht zustehen [10].

---

Die Pflegeversicherung bildet die fünfte Säule des deutschen Sozialversicherungssystems **!**

---

Den Protagonisten der Pflegeversicherung gelang es letztlich jedoch, sich gegen die bestehende Bedenken durchzusetzen und dafür zu sorgen, dass die Pflegeversicherung nunmehr die fünfte Säule der Sozialversicherung neben der Kranken-, Renten-, Unfall- und Arbeitslosenversicherung in Deutschland bildet. Die Einführung der Pflegeversicherung kann als politisch durchaus bemerkenswert bezeichnet werden, da es zu diesem Zeitpunkt nur wenige bis gar keine internationalen Vorbilder für ein eigenständiges Pflegesicherungssystem gegeben hat. Entsprechend wurde die Pflegeversicherung international interessiert zur Kenntnis genommen und hat für die Entwicklung in anderen Ländern, wie z. B. Japan, Pate gestanden [11].

## 1.2.1 Zielsetzungen der Pflegeversicherung

Die Zielsetzungen, die politisch mit der Einführung der Pflegeversicherung verbunden waren, fasst die Bundesregierung in ihrem ersten Bericht zur Entwicklung der Pflegeversicherung folgendermaßen zusammen [12]:

- Das individuelle Risiko der Pflegebedürftigkeit sollte sozial abgesichert werden.
- Die physischen, psychischen und finanziellen Belastungen, die durch Pflegebedürftigkeit entstehen, sollten abgemildert und das Angewiesensein auf Sozialhilfe verhindert werden.
- Der absehbaren demografischen Entwicklung sollte Rechnung getragen werden.
- Ein möglichst langer Verbleib pflegebedürftiger Menschen in ihrer häuslichen und familiären Umgebung sollte gewährleistet werden.
- Die soziale Sicherung der Pflegepersonen (also der pflegenden Angehörigen) sollte verbessert und die generelle Pflegebereitschaft im häuslichen Bereich sollte gesteigert werden.
- Eine Pflegeinfrastruktur zur Bewältigung der ansteigenden Pflegebedürftigkeit sollte auf- und ausgebaut werden.

Nach fast 20 Jahren kann im Jahr 2014 konstatiert werden, dass in allen genannten Bereichen erhebliche Entwicklungen stattgefunden haben, auch wenn es über den Grad der Zielerreichung unterschiedliche Einschätzungen gibt. Festgehalten werden kann jedoch, dass Pflegebedürftigkeit mittlerweile als gesellschaftlich akzeptiertes Lebensrisiko angesehen wird und dass es legitim ist, dieses Risiko im Kontext des Sozialversicherungssystems abzusichern. Selbst in den mittlerweile sehr intensiven öffentlichen Auseinandersetzungen um die Zukunft der Pflegeversicherung gibt es keine ernstzunehmende Position, die ein Pflegesicherungssystem für entbehrlich hält oder für seine Abschaffung plädiert.

**!** Pflegebedürftigkeit gilt mittlerweile als Lebensrisiko und die Pflegeversicherung als Absicherung gegen dieses Risiko ist gesellschaftlich akzeptiert

Durch die im Rahmen der Pflegeversicherung zur Verfügung gestellten Leistungen (s. Kapitel 5) konnten die individuellen Auswirkungen von Pflegebedürftigkeit in vielen Fällen abgemildert werden. Allerdings wird den meisten Menschen tatsächlich erst im Bedarfsfall deutlich, dass es sich bei der Pflegeversicherung, anders als bei der Krankenversicherung, um ein „Teilkasko-System" handelt. Dies impliziert, dass die Pflegeversicherung nur einen Teil und nicht die Gesamtheit der mit der Pflegebedürftigkeit einhergehenden Aufwendungen und Belastungen absichert und dass neben den Leistungen der Pflegeversicherung oftmals der Rückgriff auf eigene finanzielle Mittel oder auf Leistungen der Sozialhilfe erforderlich ist. Nach einer Untersuchung des Instituts der Deutschen Wirtschaft [13] sind die Aufwendungen privater Haushalte zwischen 1994 bis 2007 von 4,3 auf 8,5 Mrd. Euro gestiegen, haben sich also fast verdoppelt. Der Teilkasko-Charakter wirkt sich folglich unmittelbar auf die betroffenen Privathaushalte aus. Neueren Arbeiten zu Folge bestreiten Frauen sogar mehr als die Hälfte ihrer Pflegekosten aus privaten Mitteln. Bei Männern ist es genau die Hälfte [14].

Nach wie vor erreicht wird das Ziel des Vorrangs der häuslichen gegenüber der institutionellen Versorgung, da trotz des ansteigenden Anteils der Pflegebedürftigen, die auf stationäre Pflege angewiesen sind, nach wie vor der größte Teil der Pflegebedürftigen in der häuslichen Umgebung versorgt wird. In der Regel entspricht diese Versorgungsform auch den Wünschen der Pflegebedürftigen und ihrer Angehörigen. Die soziale Sicherung der pflegenden Angehörigen ist ein weiteres wichtiges Thema der Pflegeversicherung. Trotz der relativ geringen Aufwendungen in diesem Bereich geht von der Übernahme von Sozialversicherungsbeiträgen für pflegende Angehörige ein wichtiges Signal dahingehend aus, dass die Arbeit der Angehörigen keine Selbstverständlichkeit ist. Vielmehr soll diese Bereitschaft unterstützt und gefördert werden, vor allem bei den Angehörigen, die die Anforderungen einer Erwerbstätigkeit mit den Anforderungen einer familialen Pflege in Einklang bringen müssen.

Die sichtbarsten Erfolge kann die Pflegeversicherung im Hinblick auf den Auf- und Ausbau der Pflegeinfrastruktur vermelden. Bereits kurz nach Einführung der Pflegeversicherung stieg die Zahl der ambulanten Pflegedienste von 4.000 im Jahr 1992 auf 10.700 im Jahr 1997, die Zahl der stationären Pflegeeinrichtungen von 4.300 auf 8.000 [12]. Seitdem ist die Anzahl der Pflegedienste und -einrichtungen nur moderat angestiegen und hat sich mittlerweile auf einem Niveau von 12.300 ambulanten Pflegediensten und 12.400 stationären Pflegeeinrichtungen stabilisiert [2]. Anders als im Bereich der hausärztlichen Versorgung sind die regionalen und Stadt-/ Land-Unterschiede nicht so deutlich ausgeprägt, so dass in allen Teilen Deutschlands von einer weitgehend ausreichenden Zugänglichkeit von Pflegediensten und -einrichtungen ausgegangen werden kann. Verantwortlich für die Erfolge im Auf- und Ausbau der Pflegeinfrastruktur wird im Wesentlichen der Umstand gemacht, dass es für potentielle Anbieter erleichtert wurde, einen Versorgungsvertrag mit den Pflegekassen zu erhalten. Durch diese Öffnung des Pflegemarktes finden sich dort mittlerweile ebenso viele private wie frei-gemeinnützige Anbieter. Neben dem positiven Effekt, dass eine ausreichende Zahl an Pflegeanbietern zur Verfügung steht, hat die Öffnung des Marktes durch die Vielzahl der Akteure jedoch auch die Komplexität im Feld der pflegerischen Versorgung erhöht und die Möglichkeiten der externen Einflussnahme, z. B. durch die kommunalpolitische Ebene, verringert.

## 1.2.2 Grundprinzipien der Pflegeversicherung

Um die mit der Pflegeversicherung verbundenen politischen Gestaltungsabsichten zu verstehen, empfiehlt sich die Auseinandersetzung mit den allgemeinen Bestimmungen des Gesetzes, die von Klie auch als normative Optionen bezeichnet wurden [15].

In § 2 SGB XI enthalten ist zunächst die Vorgabe, dass die Leistungen der Pflege-versicherung den Pflegebedürftigen ein selbstbestimmtes Leben ermöglichen und die Selbständigkeit fördern und weitgehend erhalten sollen. Pflegebedürftigkeit bedeutet eine doppelte Abhängigkeit des Individuums. Zum Einen ist die individuelle Selbstän-digkeit durch die Pflegebedürftigkeit selbst beeinträchtigt und zum Anderen besteht eine Abhängigkeit von den Helfern. Das Pflegeversicherungsgesetz räumt daher den individuellen Wahl- und Wunschrechten des pflegebedürftigen Menschen einen hohen Stellenwert ein. Der pflegebedürftige Mensch soll die Entscheidung darüber treffen, wie er seine Pflegebedürftigkeit bewältigt, ob durch professionelle Hilfen und Dienstleistungen oder durch familiäre Hilfen. Die Pflegeversicherung stellt unter-schiedliche Leistungsformen zur Verfügung, aus denen der pflegebedürftige Mensch die für sich passenden auswählen kann. Zudem wurde durch die Pflegeversicherung ein Markt unterschiedlicher Pflegeanbieter geschaffen, so dass der pflegebedürftige Mensch aus unterschiedlichen Anbietern auswählen kann.

**!** Die Selbständigkeit und Selbstbestimmung pflegebedürftiger Menschen sind in der Pflegeversiche-rung von hoher Wichtigkeit

Einschränkungen erfährt dieses Prinzip jedoch dadurch, dass die Hilfe vorrangig in der häuslichen Umgebung stattfinden sollte (§ 3 SGB XI) und ausdrücklich als Ergän-zung und nicht als Ersatz der familiären Pflege verstanden wird (§ 4 SGB XI) – auf diesen Teilkasko-Charakter der Pflegebedürftigkeit wurde bereits hingewiesen. Der in § 5 SGB XI festgeschriebene Vorrang der Prävention und Rehabilitation bringt zum Ausdruck, dass Pflegebedürftigkeit seit der Einführung der Pflegeversicherung als ein vermeidbarer und veränderbarer Zustand verstanden wird. Daher wird den entspre-chenden Leistungen der Vorrang vor Leistungen der Pflegebedürftigkeit eingeräumt.

Ein hoher Stellenwert wird der Aufklärung und Beratung pflegebedürftiger Men-schen und ihrer Angehörigen eingeräumt. In Verbindung mit der in § 6 SGB XI aus-geführten Forderung nach der individuellen Eigenverantwortung zur Verhinderung der Pflegebedürftigkeit dient die Beratung, zu der die Pflegekassen verpflichtet sind, der Unterstützung dieser Eigenverantwortung und der Vermittlung von Wissen und Fähigkeiten zu einer gesundheitsförderlichen und Pflegebedürftigkeit vermeidenden Lebensführung. Mittlerweile zielt die Beratung jedoch mehr auf Fragen der Bewäl-tigung von Pflegebedürftigkeit. Mit dem Pflegeweiterentwicklungsgesetz von 2008 wurde sogar ein Rechtsanspruch für pflegebedürftige Menschen auf Pflegeberatung eingeführt (mehr dazu im Kapitel 4).

Die gesellschaftliche Bedeutung des Themas Pflegebedürftigkeit kommt im § 8 SGB XI zum Ausdruck, in dem die pflegerische Versorgung der Bevölkerung zu einer gesamtgesellschaftlichen Aufgabe erklärt wird. Spezifiziert werden darüber hinaus die Verantwortungen der maßgeblichen Akteure der Pflegeversicherung. So ist die Bundesregierung alle vier Jahre verantwortlich für die Erstellung eines Berichts zur Entwicklung der Pflegeversicherung und zum Stand der pflegerischen Versorgung, zuletzt 2011 [16]. Die Bundesländer sind verantwortlich für die Vorhaltung einer ausreichenden und leistungsfähigen Pflegeinfrastruktur. Die Konkretisierung dieses Auftrags findet sich in den einzelnen Landespflegegesetzen. Die Pflegeeinrichtungen sind verpflichtet, Leistungen der Pflege, Versorgung und Betreuung nach dem aktuellen Stand der medizinisch-pflegerischen Erkenntnisse zu erbringen. Den Auftrag zur Sicherstellung der pflegerischen Versorgung der Bevölkerung haben die Pflegekassen erhalten, die dabei eng mit allen anderen Akteure zusammenarbeiten sollen. Nicht zuletzt gehört zur gemeinsamen Verantwortung für die pflegerische Versorgung die Bereitstellung von Mitteln zur Durchführung von Modellvorhaben zur Weiterentwicklung der Pflegeversicherung. Dafür werden nach § 8, Abs. 3 SGB XI aus Mitteln des Ausgleichsfonds der Pflegeversicherung jährlich bis zu 5 Mio. Euro zur Verfügung gestellt.

### 1.2.3 Besonderheiten und Weiterentwicklungen der Pflegeversicherung

Zum Abschluss dieses Kapitels sei auf einige weitere Besonderheiten der Pflegeversicherung hingewiesen, die bereits einen Ausblick auf die sich anschließenden Kapitel geben. Ein erster Aspekt betrifft die Tatsache, dass trotz der zweifellos bestehenden engen Verbindung von Krankheit und Pflegebedürftigkeit die Pflegeversicherung als weitgehend arztfreier Raum bezeichnet werden kann. So bedarf es keiner ärztlichen Diagnose oder Verordnung für die Gewährung pflegerischer Leistungen. Stattdessen ist das Vorliegen von Pflegebedürftigkeit im Sinne des Pflegeversicherungsgesetzes (s. Kapitel 2) erforderlich. Festgestellt wird das Vorliegen von Pflegebedürftigkeit durch den Medizinischen Dienst der Krankenversicherungen (MDK). Dabei sind es nicht notwendigerweise Ärztinnen und Ärzte, die diese Feststellung vornehmen, sondern die MDK haben in nicht unerheblichem Ausmaß auch Pflegefachkräfte mit der Begutachtung der Pflegebedürftigkeit betraut. Entscheidend ist jedoch vor allem, dass es nicht die professionelle (ärztlich oder pflegerisch) geprägte Einschätzung ist, die zur Bestimmung der Pflegebedürftigkeit führt, sondern die Begutachtung auf der Grundlage verbindlicher Begutachtungsrichtlinien erfolgt, die professionsübergreifend Anwendung finden. Diese Richtlinien werden durch die Medizinischen Dienste unter Federführung des Medizinischen Dienstes des Spitzenverbandes Bund der Krankenkassen (MDS) erarbeitet.

Seit ihrem Inkrafttreten 1995 ist die Pflegeversicherung in ihren Grundfesten recht stabil geblieben. Der kontinuierliche Reformbedarf kommt jedoch in einer Vielzahl an Reformgesetzen zum Ausdruck. So wurde durch das Pflegequalitätssicherungsgesetz (PQsG) der Versuch unternommen, Fortschritte in der Qualität, vor allem der Verbindlichkeit des Leistungsangebots der Leistungserbringer, zu erzielen. Das Pflegeleistungsergänzungsgesetz (PflEG) hatte zum Ziel, das recht eingeschränkte Leistungsspektrum der Pflegeversicherung zu erweitern, vor allem im Hinblick auf Leistungen für Menschen mit Demenz und ihre Angehörigen. Durch das Pflege-Weiterentwicklungsgesetz (PfWG) aus dem Jahr 2008 wurden wichtige Impulse zum Aufbau einer flächendeckenden Pflegeberatung verbunden mit einem entsprechenden Rechtsanspruch gesetzt. Zudem wurden neue Leistungen für Menschen mit eingeschränkter Alltagskompetenz eingeführt. Eine Sammlung verschiedener Ansätze zur Verbesserung der Situation pflegebedürftiger Menschen in Deutschland enthält auch das im Sommer 2012 verabschiedete Pflegeneuausrichtungsgesetz (PNG).

## 1.3 Pflegebedürftigkeit als zukünftige Herausforderung

Durch die Pflegeversicherung ist in der Bevölkerung ein Bewusstsein dafür geschaffen worden, dass Pflegebedürftigkeit eine der Herausforderungen des demografischen Wandels ist. Die Einführung der Pflegeversicherung hat dazu beigetragen, dass die Pflege ein gesellschaftlich diskutiertes Thema geworden ist. Es kann davon ausgegangen werden, dass die gesellschaftliche Auseinandersetzung zur Bewältigung von Pflegebedürftigkeit tendenziell eher zunehmen als abnehmen wird. Dies liegt vor allem darin begründet, dass alle Prognosen übereinstimmend davon ausgehen, dass der Anteil pflegebedürftiger Personen an der Bevölkerung steigen wird [17]. Damit verbunden ist auch ein Anstieg des Anteils der Bevölkerung, der nicht selbst, aber als Angehöriger eines pflegebedürftigen Menschen mit der alltäglichen Bewältigungsarbeit konfrontiert werden wird. Die Erfahrung zeigt, dass die Auseinandersetzung mit dem Thema Pflegebedürftigkeit und Pflege in dem Ausmaß zunimmt, wie die persönliche Betroffenheit eine Rolle spielt. Aufgrund des eindeutigen Trends kann also davon ausgegangen werden, dass in Zukunft mehr Menschen, auch in der Öffentlichkeit und in den Massenmedien sich zum Thema Pflegebedürftigkeit äußern werden.

Als größte Herausforderungen für die Zukunft der Pflegeversicherung können zwei Bereiche angeführt werden. Zum einen geht es auf der inhaltlichen Ebene darum, die Pflegeversicherung durch die Einführung eines neuen Pflegebedürftigkeitsbegriffs auf neue Beine zu stellen und damit die Grundlage dafür zu schaffen, dass dieser Zweig der Sozialversicherung tatsächlich das absichert, was er abzusichern vorgibt (s. Kapitel 2). Ohne einen neuen Begriff der Pflegebedürftigkeit droht die Pflegeversicherung zu einem Flickenteppich für unterschiedliche Bedarfslagen zu verkommen, die scheinbar unverbunden nebeneinander bestehen.

Die zweite Herausforderung besteht darin, die Pflegeversicherung strukturell zukunftsfest zu machen. Die demografische Entwicklung zeigt eindeutig, dass in Zukunft weniger jüngere für mehr ältere Menschen zur Verfügung stehen. Diese Situation verlangt nach vielfältigen Aktivitäten, zu denen Maßnahmen zur Gewinnung von Pflegekräften, Initiativen zur Unterstützung pflegender Angehöriger und eine Stärkung der kommunalen, wohnortnahen Versorgungsebene gehören. Nicht zuletzt spielt auch die Frage der Finanzierung der zukünftigen Pflegesicherung eine Rolle, wobei vor der Frage der Finanzierung immer die Antwort stehen muss, welche Leistungen angesichts welcher Bedarfslagen finanziert werden sollen. Erst dann lassen sich Antworten darauf formulieren, welche finanziellen Mittel benötigt werden.

Für die Gesundheitsberufe, auch die Pflege und die sich zum Zeitpunkt ihrer Einführung gerade erst etablierende Pflegewissenschaft, bedeutete die Einführung der Pflegeversicherung in verschiedener Hinsicht Neuland. So trat die Pflege älterer Menschen gegenüber der Krankenhauspflege deutlicher in den Vordergrund als es vorher der Fall war. Zudem gab es vielfältige neue Aufgaben zu bewältigen, für die auf professioneller Seite nur unzureichende Voraussetzungen bestanden. Bei der Entwicklung der Pflegeversicherung konnte nicht auf umfangreiche pflege- oder andere fachwissenschaftliche Erkenntnisse und Konzepte zurückgegriffen werden. Eine kontinuierliche Forschung und Konzeptentwicklung der Pflegewissenschaft zur pflegerischen Langzeitversorgung ist jedoch eine wichtige Voraussetzung dafür, Antworten auf die Zukunftsfragen in der Pflege zu geben und die wissenschaftliche wie die gesellschaftliche Diskussion um die Zukunft der Pflegeversicherung konstruktiv begleiten zu können.

## Literaturverzeichnis

[1]   R+V Versicherung. Die Ängste der Deutschen 2013. Eine Studie des Infocenters der R+V Versicherung. Wiesbaden: R+V Versicherung. Verfügbar unter: http://www.ruv.de/de/presse/r_v_infocenter/studien/aengste-der-deutschen.jsp (letzter Zugriff: 05.02.2014).
[2]   Statistisches Bundesamt. Pflegestatistik 2011, Pflege im Rahmen der Pflegeversicherung, Deutschlandergebnisse. Wiesbaden, Statistisches Bundesamt, 2013.
[3]   Statistisches Bundesamt. Pflegestatistik 2003, Pflege im Rahmen der Pflegeversicherung, Deutschlandergebnisse. Wiesbaden, Statistisches Bundesamt, 2005.
[4]   Statistisches Bundesamt. Pflegestatistik 2005. Pflege im Rahmen der Pflegeversicherung, Deutschlandergebnisse. Wiesbaden, Statistisches Bundesamt, 2007.
[5]   Statistisches Bundeamt. Pflegestatistik 2007. Pflege im Rahmen der Pflegeversicherung, Deutschlandergebnisse. Wiesbaden, Statistisches Bundesamt, 2008.
[6]   Statistisches Bundesamt. Pflegestatistik 2009. Pflege im Rahmen der Pflegeversicherung, Deutschlandergebnisse. Wiesbaden, Statistisches Bundesamt, 2011.
[7]   Statistisches Bundesamt. Demografischer Wandel in Deutschland, Heft 2, Auswirkungen auf Krankenhausbehandlungen und Pflegebedürftige im Bund und in den Ländern, Ausgabe 2010. Wiesbaden, Statistisches Bundesamt, 2010.
[8]   Bertelsmann Stiftung. Themenreport „Pflege 2030", Was ist zu erwarten – was ist zu tun? Gütersloh, Bertelsmann Stiftung, 2012.
[9]   Meyer JA. Der Weg zur Pflegeversicherung, Positionen – Akteure – Politikprozesse. Frankfurt am Main, Mabuse, 1996.
[10]  Mager H-C. Moral hazard in der (sozialen) Pflegeversicherung? In: Fachinger U, Rothgang H (Hg.). Die Wirkungen des Pflege-Versicherungsgesetzes. Berlin, Duncker & Humblot, 1996, 115–135.
[11]  Matsumoto K. Reformen der sozialen Sicherungssysteme in Japan und Deutschland angesichts der alternden Gesellschaft, Studien aus dem Max-Planck-Institut für ausländisches und internationales Sozialrecht 39. Baden-Baden, Nomos, 2007.
[12]  Deutscher Bundestag. Erster Bericht über die Entwicklung der Pflegeversicherung, Unterrichtung durch die Bundesregierung. Berlin, BT-Drucksache 13/9528, 1997.

[13] Enste D, Pimpertz J. Wertschöpfungs- und Beschäftigungspotenziale auf dem Pflegemarkt in Deutschland bis 2050. IW-Trends – Vierteljahresschrift zur empirischen Wirtschaftsforschung 2008, 35, 4, 1–16.

[14] Rothgang H, Müller R, Unger R, Weiß C, Wolter A. Barmer GEK Pflegereport 2012. Siegburg, Asgard-Verlag, 2012.

[15] Klie T. Normative Optionen: Die Stellung des Pflegebedürftigen und der pflegenden Angehörigen im SGB XI. In: Braun U, Schmidt R (Hg.). Entwicklung einer lebensweltlichen Pflegekultur. Regensburg, Transfer-Verlag, 9–22, 1997.

[16] Bundesministerium für Gesundheit. Bericht über die Entwicklung der Pflegeversicherung und den Stand der pflegerischen Versorgung in der Bundesrepublik Deutschland. Berlin, Bundesministerium für Gesundheit, 2011.

[17] Kuhlmey A, Blüher S. Demografische Entwicklung in Deutschland – Konsequenzen für Pflegebedürftigkeit und pflegerische Versorgung. In: Schaeffer D, Wingenfeld K (Hg.). Handbuch Pflegewissenschaft. Weinheim, Juventa, 2011, 185–198.

Nach der kurzen Übersicht in Kapitel 1 über die Zusammenhänge von Pflegebedürftigkeit und demografischem Wandel sowie der wesentlichen Gestaltungsabsichten der Pflegeversicherung ist dieses Kapitel der konzeptionellen Bearbeitung des
Themas Pflegebedürftigkeit gewidmet. Den Ausgangspunkt der Überlegungen bildet
dabei der Begriff der Pflegebedürftigkeit im SGB XI, mit dem eine in Deutschland
gesetzlich festgesetzte Definition von Pflegebedürftigkeit vorliegt. Bereits vor Einführung der Pflegeversicherung wurde intensiv über Fragen der Bestimmung und
Messung von Hilfe- und Pflegebedürftigkeit diskutiert. Es galt, eine Definition zu
finden, die einerseits eine Basis für die Abschätzung der Anzahl pflegebedürftiger
Menschen sein konnte und andererseits dem eigentlichen Phänomen, nämlich der
Pflegebedürftigkeit, Gestalt zu geben vermochte. Die in die Debatte eingebrachten
Vorstellungen und Herangehensweisen waren durchaus heterogen. Sie werden von
Gilberg [1] in vier Zugangswegen zusammengefasst. Danach wurde Pflegebedürftigkeit bestimmt:
a)  anhand biologisch-medizinischer Kriterien, die sich vor allem an Krankheiten oder
    pathologischen Zuständen orientieren,
b)  auf der Grundlage der Inanspruchnahme von Hilfeleistungen und des Gebrauchs
    von Hilfsmitteln,
c)  auf der Grundlage einer subjektiven Einschätzung der Person und/oder ihrer Ange-
    hörigen zum Vorliegen eines Hilfe- und Unterstützungsbedarfs sowie
d)  anhand des Ausmaßes funktionaler Fähigkeiten beziehungsweise Beeinträchti-
    gungen eben dieser Fähigkeiten, die vorwiegend auf der Basis der Fähigkeit zur
    eigenständigen oder fremdunterstützten Durchführung von Aktivitäten des täg-
    lichen Lebens basieren.

Die Ansätze a) bis c) sind in den letzten Jahren zunehmend in den Hintergrund getreten. So ist mittlerweile klar geworden, dass Pflegebedürftigkeit zwar mit Krankheit
einhergeht oder als Konsequenz einer Krankheit entstehen kann, in seiner Bedeutung
jedoch nicht mit einer medizinischen Diagnose zu erfassen ist. Auch der Ansatz, Pflegebedürftigkeit auf der Basis der Inanspruchnahme von Diensten zu bemessen, wird
nicht mehr verfolgt. Er spielt jedoch eine wichtige Rolle, wenn es um die Bewältigung
von Pflegebedürftigkeit geht. Fragen der Inanspruchnahme sind zudem wichtig für
die Konzeption eines Pflegesicherungssystems und die Entwicklung pflegerischer
Dienstleistungen. Dieser Aspekt wird in Kapitel 5 dieses Buches eingehender betrachtet. Der dritte Ansatz, die Bestimmung der Pflegebedürftigkeit allein aufgrund von
subjektiven Einschätzungen, hat sich ebenfalls nicht durchgesetzt. Die subjektive
Sichtweise spielt eine große Rolle, wenn es um die konkrete Pflege- und Versorgungsplanung geht, jedoch nicht in der Feststellung der Bedürftigkeit als solcher.

Bedeutsam geblieben ist nach wie vor der vierte Ansatz, funktionale Fähigkeiten bzw. Beeinträchtigungen eines Menschen zum Ausgangspunkt der Feststellung von Pflegebedürftigkeit zu machen. Dabei sind funktionelle Beeinträchtigungen nicht gleichzusetzen mit Pflegebedürftigkeit, sie weisen jedoch verschiedene Parallelen auf, die in diesem Kapitel dargestellt werden. Zuerst werden der gültige Begriff der Pflegebedürftigkeit im SGB XI und die an ihm geäußerte Kritik erläutert. Im Anschluss erfolgen einige Ausführungen zu funktionellen Beeinträchtigungen, ihrer Bestimmung und Verbreitung sowie ihrem Verhältnis zur Pflegebedürftigkeit. Der im dritten Teil dieses Kapitels vorgestellte Überblick über internationale Ansätze von Pflegesicherungssystemen wird verdeutlichen, dass auch im Ausland funktionelle Beeinträchtigungen eine Rolle bei der Bestimmung von Pflegebedürftigkeit spielen, aber dort ebenfalls eine große Heterogenität besteht. Abgeschlossen wird dieses Kapitel mit einer Darstellung der seit einigen Jahren in Deutschland diskutierten Neufassung des Begriffs der Pflegebedürftigkeit und den aus wissenschaftlicher Sicht an einen solchen Begriff zu stellenden Anforderungen.

## 2.1  Was ist Pflegebedürftigkeit?

Mit der Einführung der Pflegeversicherung war es notwendig, den Kreis der Personen zu bestimmen, die Anspruch auf Leistungen aus diesem neuen Zweig der sozialen Sicherung haben sollten. Zu diesem Zweck wurde der Begriff der Pflegebedürftigkeit im Gesetz festgeschrieben. Nach § 14 SGB XI gelten Personen als pflegebedürftig, die wegen einer körperlichen, geistigen oder seelischen Krankheit oder Behinderung für die gewöhnlichen und regelmäßig wiederkehrenden Verrichtungen im Ablauf des täglichen Lebens auf Dauer, voraussichtlich für mindestens sechs Monate, in erheblichem oder höherem Maße der Hilfe bedürfen. Die gewöhnlichen und regelmäßig wiederkehrenden Verrichtungen des täglichen Lebens sind ebenfalls im Gesetz definiert und beziehen sich ausschließlich auf Verrichtungen im Bereich der Körperpflege, der Ernährung, der Mobilität und der hauswirtschaftlichen Versorgung.

---

**!**  Pflegebedürftigkeit im Sinne der Pflegeversicherung wird bestimmt anhand des Zeitaufwands und der Häufigkeit von Alltagsverrichtungen in den Bereichen der Mobilität, Körperpflege, Ernährung und hauswirtschaftlichen Versorgung

---

In § 15 SGB XI wird eine Differenzierung der Pflegebedürftigkeit in drei Pflegestufen vorgenommen. Die Eingruppierung in die Pflegestufen entscheidet über die Höhe der gewährten Leistungen. Entscheidende Kriterien für die Eingruppierung in eine der drei Pflegestufen sind die Häufigkeit und der Zeitaufwand des Unterstützungsbedarfs, wobei sich der Zeitaufwand danach bemisst, wie viel Zeit für die Pflege durch ein Familienmitglied oder eine andere, nicht als Pflegekraft ausgebildete Person aufgewendet werden muss. Unterschieden werden:

- Pflegebedürftige der Pflegestufe I (erheblich Pflegebedürftige), die bei der Körperpflege, der Ernährung oder der Mobilität für wenigstens zwei Verrichtungen aus einem oder mehreren Bereichen mindestens einmal täglich der Hilfe bedürfen und zusätzlich mehrfach in der Woche Hilfen bei der hauswirtschaftlichen Versorgung benötigen. Der erforderliche Zeitaufwand beträgt hier mindestens 90 Minuten täglich, wovon 45 Minuten auf die Grundpflege, also Verrichtungen der Körperpflege, Ernährung oder Mobilität entfallen müssen.
- Pflegebedürftige der Pflegestufe II (Schwerpflegebedürftige), die bei der Körperpflege, der Ernährung oder der Mobilität mindestens dreimal täglich zu verschiedenen Tageszeiten der Hilfe bedürfen und zusätzlich mehrfach in der Woche Hilfen bei der hauswirtschaftlichen Versorgung benötigen. Hier beträgt der erforderliche Zeitaufwand mindestens 180 Minuten, von denen 120 auf die Grundpflege entfallen müssen.
- Pflegebedürftige der Pflegestufe III (Schwerstpflegebedürftige), die bei der Körperpflege, der Ernährung oder der Mobilität täglich rund um die Uhr, also auch nachts, der Hilfe bedürfen und zusätzlich mehrfach in der Woche Hilfe bei der hauswirtschaftlichen Versorgung benötigen. Der erforderliche Zeitaufwand beträgt in der Pflegestufe III 300 Minuten täglich, von denen 240 auf die Grundpflege entfallen müssen.

Die entscheidenden Kriterien nach dieser Definition sind also der Bezug zu Verrichtungen des täglichen Lebens in den Bereichen Körperpflege, Ernährung und Mobilität, die Dauerhaftigkeit der Hilfebedürftigkeit bei diesen Verrichtungen von mindestens sechs Monaten und der notwendige Zeitaufwand zur Durchführung, den eine nicht pflegerisch ausgebildete Person benötigen würde.

Seit seiner Einführung ist dieser Begriff der Pflegebedürftigkeit grundlegender und anhaltender Kritik ausgesetzt. In erster Linie richtet sich die Kritik gegen das in diesem Begriff der Pflegebedürftigkeit zum Ausdruck kommende verengte und auf somatische Aspekte reduzierte Verständnis von Pflegebedürftigkeit. Beispielhaft für viele kritische Äußerungen sei hier auf die Enquete-Kommission des nordrhein-westfälischen Landtags verwiesen, die dieses Verständnis kritisiert, weil

- „Unselbständigkeit im Bereich der Kommunikation und sozialen Teilhabe als Kriterium für Pflegebedürftigkeit nicht berücksichtigt wird,
- ein erheblicher Teil der notwendigen Unterstützung für psychisch Kranke und beeinträchtigte Menschen, die nicht nur bei einzelnen Verrichtungen, sondern in ihrer gesamten Lebensführung auf Hilfe angewiesen sind, ausgeblendet wird, und
- andere Auswirkungen gesundheitlicher Probleme, wie zum Beispiel Schmerzerleben, Angst im Zusammenhang mit dem Krankheitsgeschehen, verändertes Selbstschutzverhalten oder ganz generell mangelhafte Krankheitsbewältigung keinen Leistungsanspruch nach dem SGB XI begründen" [2].

Neben dem verengten Verständnis von Pflegebedürftigkeit steht auch das Kriterium der Dauerhaftigkeit der Bedürftigkeit in der Kritik, da es vielfältige Situationen gibt, in denen zwar ein Hilfebedarf im genannten Sinne bei den Alltagsverrichtungen besteht, dieser jedoch nicht für sechs Monate anhält, z. B. nach einer Entlassung aus dem Krankenhaus, und entsprechend keine Leistungen aus der Pflegeversicherung gewährt werden.

Auch das Kriterium des Zeitaufwands für die Alltagsverrichtungen, das für die Eingruppierung in eine Pflegestufe maßgeblich ist, ist kritikwürdig [3]. Zwar wirkt auf den ersten Blick die Verwendung des Faktors „Zeit" bei der Bestimmung der Pflegebedürftigkeit recht naheliegend, da es sich um eine gut zu bestimmende Größe handelt. Faktisch jedoch ist der Faktor „Zeitaufwand" für die Durchführung einzelner Verrichtungen in hohem Maße ungeeignet für die Bestimmung der Pflegebedürftigkeit. So weichen die im Einzelfall erbrachten Leistungen in ihrem Zeitumfang deutlich voneinander ab, wie eine pflegewissenschaftliche Studie eindrücklich gezeigt hat [4]. Dieser Befund ist dadurch zu erklären, dass eine Vielzahl von Einflussfaktoren auf den Zeitaufwand für einzelne Pflegehandlungen einwirkt. Zu nennen sind z. B.

–   die individuellen Bedürfnisse der pflegebedürftigen Person, die sehr unterschiedlich sein können,
–   die Qualität der Beziehung zwischen pflegender und gepflegter Person – nicht in allen familiären Pflegebeziehungen gibt es ein harmonisches Miteinander bei der Bewältigung der Pflegebedürftigkeit,
–   die Umgebungsbedingungen und die Frage der (adäquaten) Nutzung von Hilfsmitteln, die bei der Hilfestellung in den Alltagsverrichtungen den Zeitaufwand verringern und vergrößern können,
–   die Anwendung von fachlichen Standards und nicht zuletzt,
–   die Frage der mit der Durchführung der Handlungen verfolgten Pflegeziele, da eine Haltung der Pflegeperson, einzelne Verrichtungen für den pflegebedürftigen Menschen eher zu übernehmen als ihn bei der Durchführung zu unterstützen, voraussichtlich zu einer Verkürzung der benötigten Zeit führen würde, wohingegen die Unterstützung des pflegebedürftigen Menschen, die aus fachlicher Sicht geboten erscheint, sich zeitverlängernd auswirken kann [4, 5].

---

**!**  Der Begriff der Pflegebedürftigkeit in der Pflegeversicherung ist problematisch, weil er auf Alltagsverrichtungen reduziert ist und der Faktor Zeit zur Bestimmung von Pflegebedürftigkeit nur bedingt geeignet ist

---

Nun ließe sich berechtigterweise die Frage stellen, warum diese Kritikpunkte als so schwerwiegend anzusehen sind. Sie sind es vor allem deshalb, weil die Auswirkungen des Begriffs der Pflegebedürftigkeit erheblich sind. Dieser Begriff hat das sozialpolitische, gesellschaftliche sowie in Teilen bereits das professionelle Verständnis von Pflege und Pflegebedürftigkeit sowie von professioneller pflegerischer Versorgung entscheidend geprägt. Was als Instrument zur Steuerung und Quantifizierung des leistungsberechtigten Personenkreises in der Pflegeversicherung eingeführt wurde, hat sich

zur Blaupause für den gesellschaftlichen Pflegediskurs mit unerwünschten Neben-
wirkungen entwickelt. Problematisch ist daran vor allem, dass die mit der individuellen Pflegebedürftigkeit verbundenen Bedarfslagen deutlich umfassender sind, als es
der Begriff der Pflegebedürftigkeit suggeriert und entsprechend nach umfassenderen
pflegerischen Unterstützungsmaßnahmen verlangen. Solange diese jedoch unmittelbar aus der geltenden Definition der Pflegebedürftigkeit abgeleitet werden, besteht
die Gefahr einer zunehmenden Diskrepanz zwischen Bedarfslagen und vorhandenem
pflegerischen Versorgungsangebot [5]. Das aus dem Begriff der Pflegebedürftigkeit
abgeleitete Pflegeverständnis ist stark reduktionistisch und verrichtungsorientiert.
Präventive, rehabilitative, beratende und edukative sowie prozesssteuernde Interventionen finden sich darin nicht wieder. Der Verrichtungsbezug des Begriffs der Pflegebedürftigkeit wurde nahezu unverändert in das angebotene Leistungsspektrum der
ambulanten Pflegedienste übernommen. Für die dort zur Anwendung kommenden
Leistungskomplexe war der Begriff der Pflegebedürftigkeit realitätsbildend [6].

Wie seit einiger Zeit versucht wird, eine Neufassung des Begriffs der Pflegebedür-
tigkeit zu entwickeln und zu verankern, wird am Ende dieses Kapitels dargestellt. Vorher
soll jedoch auf das Verhältnis von Pflegebedürftigkeit zu Krankheit und funktioneller
Beeinträchtigung eingegangen werden. Die Ausführungen dienen dazu, die komplexen
Diskussionen um die Frage der Pflegebedürftigkeit und die unterschiedlichen Problemlagen des Alters besser nachvollziehen zu können und so zu verstehen, welche Lösungs-
ansätze in unterschiedlichen Ländern in diesem Zusammenhang gefunden wurden.

## 2.2 Pflegebedürftigkeit, Krankheit und funktionelle Beeinträchtigung

Wie bereits ausgeführt, geht der Begriff der Pflegebedürftigkeit im SGB XI davon
aus, dass Pflegebedürftigkeit als Folge einer körperlichen, seelischen oder geistigen
Krankheit entsteht. Pflegebedürftigkeit ist jedoch nicht mit Krankheit gleichzusetzen
und entsprechend reicht das Vorliegen einer Krankheitsdiagnose nicht aus, um die
individuelle Pflegebedürftigkeit und damit zusammenhängende Lebenswirklichkeit
zu beschreiben. Entscheidend dafür sind vielmehr das Ausmaß und die Reichweite
der individuellen Abhängigkeit. Eng verbunden mit dem Ausmaß der Abhängigkeit
ist das Vorliegen funktioneller Beeinträchtigungen oder Funktionseinschränkungen,
um die es im folgenden Absatz gehen soll.

Funktionseinschränkungen werden neben der Pflegebedürftigkeit als eines der
wesentlichen Risiken für die individuelle Lebensqualität im Alter diskutiert. Sie entstehen als Folge chronischer Krankheiten und sind eine implizite Begleiterscheinung
von Multimorbidität. Ihre Entstehung gestaltet sich als komplexer Prozess, der durch
intraindividuelle psychosoziale und biologische Risikofaktoren einerseits sowie extra-
individuelle Interventionen beschleunigend oder verlangsamend beeinflusst werden
kann [7, 8].

Für die Entstehung funktioneller Beeinträchtigungen werden vielfältige physische, psychische und soziale Faktoren verantwortlich gemacht [9, 10, 11, 12]. Diskutiert werden:

– altersphysiologische Veränderungen mit möglichem Krankheitswert (z. B. altersbedingte Veränderung der Seh- oder Hörfähigkeit, arteriosklerotische Gefäßveränderungen, veränderte Knochendichte),
– altersbezogene Erkrankungen mit langer präklinischer Latenzzeit (Krebserkrankungen, Gefäßveränderungen, die zu Herzinfarkt, Schlaganfall und Nervenkrankheiten führen können),
– Erkrankungen mit im Alter verändertem physiologischen Verlauf aufgrund verminderter homöostatischer Regulations- und Reparaturmechanismen (z. B. Infektionskrankheiten, schlechtere Wundheilung),
– Krankheiten infolge langfristiger, mit der Lebenszeit steigender Exposition (z. B. Umweltfaktoren, gesundheitsschädigende Verhaltensweisen wie schlechte Ernährung, Bewegungsmangel, Drogenkonsum, psychosoziale Stressoren, sozioökonomische Einflussfaktoren).

## 2.2.1 Bestimmung von Funktionseinschränkungen

Ähnlich wie beim Thema Pflegebedürftigkeit stellt sich auch bei den Funktionseinschränkungen und funktionellen Beeinträchtigungen die Frage, wie diese zu bestimmen oder gar zu messen sind. Bisherige Erkenntnisse zu Funktionseinschränkungen wurden vor allem durch Bestimmungen der Fähigkeit zur Ausübung von Aktivitäten und instrumentellen Aktivitäten des täglichen Lebens- gewonnen. Dazu wurden bereits in den 1960er Jahren durch Katz et al. [13] Skalen zur Erfassung der ‚Activities of daily living‘ (ADL) entwickelt, die seither regelmäßig zum Einsatz kommen, wenn es um die Feststellung einer eingeschränkten Selbständigkeit oder beeinträchtigter Funktionen geht. Mit Hilfe des so genannten ADL-Index wird in den sechs Funktionsbereichen: Baden, Anziehen, Toilettengang, Transfer, Kontinenz und Essen erhoben, ob diese Aktivitäten ohne Fremdhilfe durchgeführt werden können oder ob die Person der Unterstützung bedarf. Dabei werden unterschiedliche Formen der Unterstützung betrachtet, die von der flankierenden Beobachtung über die Anleitung und unmittelbare persönliche Unterstützung bis hin zur vollständigen Übernahme der Aktivität reichen.

Im Ergebnis wird ein Grad der Abhängigkeit ermittelt, der in den sieben Abstufungen A, B, C, D, E, F, G ausgedrückt wird. A bedeutet Unabhängigkeit in allen Funktionsbereichen, B Unabhängigkeit in allen bis auf einen Bereich, C in allen Bereichen bis auf Baden und einer weiteren Funktion, D in allen Bereichen bis auf Baden, Anziehen und einer weiteren Funktion, E Unabhängigkeit außer beim Baden, Anziehen, Toilettengang und einer weiteren Funktion, F Unabhängigkeit beim Baden, Anziehen, Toilettengang, Transfer und einer weiteren Funktion und letztlich charakterisiert G eine Abhängigkeit in allen sechs Funktionen [14, 15].

Aufgrund der Einsicht, dass die Selbständigkeit älterer Menschen nicht nur durch physische Aspekte beeinflusst ist, wurden in Erweiterung der ADL-Skalen von Lawton und Brody [16] die IADL-Skalen (Instrumental Activities of daily living) entwickelt. Darin kommt zum Ausdruck, dass auch die Fähigkeit, sich selbständig außerhalb der eigenen Wohnung zu bewegen, eine bedeutsame Rolle für die individuelle Selbständigkeit spielt und dass zudem geschlechtsspezifische Aspekte bei der Selbständigkeit im Alter eine Rolle spielen. Die IADL-Skala besteht aus den acht Items: Telefonieren, Einkaufen, Mahlzeitenzubereitung, Haushaltsführung, Wäscheversorgung, Benutzung von Verkehrsmitteln, Verantwortlichkeit für die eigene Medikation, Regelung finanzieller Angelegenheiten. Die drei Items Mahlzeitenzubereitung, Haushaltsführung und Wäscheversorgung wurden anfänglich nur für Frauen als relevant erachtet, alle anderen Items für beide Geschlechter [15].

---

Funktionelle Beeinträchtigungen werden über Einschränkungen in den Aktivitäten oder instrumentellen Aktivitäten des täglichen Lebens bestimmt

---

Verfahren zur Bestimmung der ADL-/ IADL-Beeinträchtigungen finden seit ihrer Entwicklung eine breite Anwendung. Im Wesentlichen sind es fünf Einsatzbereiche, die unterschieden werden können:

1. Feststellung eines individuellen Hilfebedarfs und Bestimmung der Ausgangssituation im Rahmen der Versorgungsplanung,
2. Evaluation therapeutischer, rehabilitativer und präventiver Maßnahmen,
3. Hilfe bei der Entscheidungsfindung zu professionellen Interventionen,
4. Evaluation von Unterstützungs- und Dienstleistungsangeboten,
5. Screening zur Identifikation von Risikogruppen für physische und psychische Beeinträchtigungen [15].

Auch andere Verfahren können bei der Bestimmung von Funktionseinschränkungen angewandt werden. Häufig genutzt wird der Barthel-Index [17], der ursprünglich für die stationäre Behandlung chronisch Kranker entwickelt wurde. Im Barthel-Index sind insgesamt zehn Merkmale zur Bestimmung der individuellen Selbständigkeit abgebildet: Essen, Bett-Stuhl-Transfer, Waschen, Toilettenbenutzung, Baden, Gehen auf Flurebenen beziehungsweise Rollstuhlfahren, Treppensteigen, An- und Auskleiden, Darm- und Blasenkontrolle. In einer neueren Fassung werden auch einige Merkmale des kognitiven Status erhoben.

Verschiedene der hier skizzierten Verfahren sind auch in der Berliner Altersstudie [7] zum Einsatz gekommen. Allerdings wird dort von funktioneller Kapazität statt von Funktionseinschränkungen oder funktioneller Beeinträchtigung gesprochen. Diese umfasst sensorische und sensomotorische Funktionen sowie die Abschätzung von Hilfebedürftigkeit in der Selbstversorgung bei den basalen und instrumentellen Aktivitäten des täglichen Lebens. Zur Erhebung der funktionellen Kapazität ist eine Kombination verschiedener Verfahren in der Altersstudie zum Einsatz gekommen:

Zur Bestimmung der Hilfebedürftigkeit wurden die ADL mit Hilfe des Barthel-Index [17] und die instrumentellen Aktivitäten mittels der Items Einkaufen und Transport aus der Skala von Lawton und Brody [16] erhoben. In Ergänzung zu diesen Items wurde die funktionelle Kapazität durch objektive Mobilitätstests, audiometrische Messungen zum Sprach- und Hochtongehör sowie durch Seh- und Leseprobentafeln ermittelt. Auf der Grundlage dieser Erhebungen zeigten sich ein deutlich negativer Alterseffekt und ein ausgeprägter Geschlechtereffekt zu Ungunsten der Frauen [7].

Wie bereits eingangs erwähnt, besteht eine Wechselbeziehung zwischen Funktionseinschränkungen und subjektiver Lebensqualität. Funktionseinschränkungen beeinflussen die Lebensqualität, in dem sie die Möglichkeiten und Optionen für bestimmte Aktivitäten regulieren. Andererseits ist die Möglichkeit der Verbesserung des funktionellen Zustands in hohem Maße abhängig von subjektiven Faktoren wie einer positiven Grundeinstellung und Motivation. Daher wird kritisch angemerkt, dass Betrachtungen von Morbidität, Funktionseinbußen und Hilfebedürftigkeit tendenziell einem medizinischen Gesundheitskonzept folgen und die subjektive Bewertung und Einschätzung dabei vernachlässigt werden [18].

## 2.2.2 Ausmaß von Funktionseinschränkungen

Neben der Frage, wie funktionelle Beeinträchtigungen zu bestimmen sind, ist es von Interesse, etwas über ihre Verbreitung und ihr Vorkommen zu erfahren. Als häufigste Funktionseinschränkungen gelten Beeinträchtigungen im Bereich der sensorischen (Hören und Sehen), sensomotorischen (Gleichgewicht, Koordination, Mobilität) und kognitiven Fähigkeiten [19]. Hinweise zu ihrer Verbreitung finden sich in unterschiedlichen Quellen wie z. B. dem Gesundheitssurvey des Robert-Koch-Instituts, dem Alterssurvey des Deutschen Zentrums für Altersfragen sowie der internationalen SHARE-Studie (Survey of Health, Ageing und Retirement in Europe) [20]. Wesentliche Erkenntnisse aus diesen Untersuchungen sind im GeroStat Report Altersfragen zusammengefasst. So gaben auf die Frage, ob sie durch gesundheitliche Probleme an der Ausübung alltäglicher Aktivitäten gehindert waren, ein Drittel der 50 bis 59-jährigen entsprechende Einschränkungen an. Mit zunehmendem Alter steigt dieser Anteil weiter an und beträgt bei den über 80-jährigen mehr als 80 % [20].

Beeinträchtigungen der sensorischen Fähigkeiten im Bereich des Hör- und Sehvermögens wurden im Alterssurvey [18] mittels einfacher Fragen (Zeitung lesen, Erkennen von Personen auf der Straße, Hören beim Telefonieren und Hören bei Gruppengesprächen) erhoben. Mit zunehmendem Alter ab 75 Jahren zeigten sich hier deutliche Einschränkungen. So gaben 30 % der über 75-jährigen Probleme beim Zeitung lesen an und 17 % hatten Schwierigkeiten beim Erkennen von Personen auf der Straße. Probleme mit dem Hören beim Telefonieren hatten 20 % und Probleme beim Hören in Gruppentreffen sogar 26 % der über 75-jährigen. Bezogen auf die sensomotorischen Fähigkeiten berichten 20 bis 25 % der über 75-jährigen im Alterssurvey von Beeinträchtigungen ihrer Mobilität, die eingeschätzt wurde auf Grundlage der Fähigkeit, einen oder mehrere Treppenabsätze zu steigen, mehr als einen Kilometer zu Fuß zu gehen oder mehrere Straßenkreuzungen zu Fuß zu gehen [20].

In der SHARE-Studie wurden die IADL anhand der Fähigkeit bestimmt, eine Karte zur Orientierung in fremder Umgebung zu benutzen, eine warme Mahlzeit zuzubereiten, Lebensmittel einzukaufen, zu telefonieren und Medikamente einzunehmen sowie Arbeiten in Haus und Garten durchzuführen und mit Geld umgehen zu können. Der Anteil der 60- bis 69-jährigen, die hier Schwierigkeiten berichten, betrug ca. 10 %. Bei den über 70-jährigen geben 16 % der Männer und 27 % der Frauen entsprechende Schwierigkeiten an und bei den über 80-jährigen beträgt der Anteil ca. 40 % [20].

Im Alterssurvey [18] wurden Angaben zu Mobilitätseinbußen und Hilfebedürftigkeit mit Hilfe der Subskala ‚körperliche Funktionsfähigkeit‘ (Mobilitäten und Aktivitäten des täglichen Lebens) des SF-36 Fragebogens erhoben. Bei diesem Instrument handelt es sich um ein international anerkanntes Instrument zur Messung der gesundheitsbezogenen Lebensqualität. Erhoben wurden Mobilitätseinschränkungen in den Bereichen: anstrengende Tätigkeit, sich beugen, knien, bücken, Einkaufstaschen heben/ tragen, mehrere Straßenkreuzungen zu Fuß gehen, einen Treppenabsatz steigen, sich baden oder anziehen. Insgesamt sind in allen Bereichen mit zunehmendem Alter stärkere Einschränkungen festzustellen. In der Gruppe der Hochaltrigen (70 bis 85 Jahre) betrug der Anteil derjenigen, die leichte oder starke Einschränkungen aufweisen, zwischen 20 % (sich baden oder anziehen) bis zu 80 % (anstrengende Tätigkeit). Statistisch bedeutsame Unterschiede zeigten sich zwischen den Geschlechtern: So sind Frauen deutlich häufiger von Mobilitätseinbußen betroffen als Männer. Dieser Befund resultiert unter anderem aus der Tatsache, dass Männer häufiger Krankheiten mit letalem Ausgang erleiden, wohingegen Frauen öfter von Krankheiten mit Funktionseinschränkungen betroffen sind [18].

## 2.2.3 Funktionsfähigkeit und funktioneller Status

Fragen der Funktionsfähigkeit werden nicht nur im Hinblick auf mögliche Einschränkungen betrachtet, sondern auch als grundsätzliches Gesundheitsmerkmal verstanden. So bezeichnet Kruse [21] den optimalen funktionellen Status eines Menschen als ein konstitutives Merkmal von Gesundheit. Zum funktionellen Status in diesem Sinne gehören:
- Kognitive Leistungsfähigkeit (Informationsverarbeitung, Gedächtnis),
- Mobilität (sensomotorische Funktionen, allgemeine Fitness),
- Kontinenz und Ausscheidungen (Harn und Stuhl),
- Aktivitäten des täglichen Lebens (persönliche Versorgung, Haushaltsführung, soziale Kommunikation),
- spezielle Sinnesfunktionen (Hören, Sehen, Tasten) sowie
- Sprache und Kommunikation.

Durchgesetzt hat sich in den letzten Jahren der Bezug zur Internationalen Klassifikation der Behinderung, Gesundheit und Funktionsfähigkeit (ICF) der WHO, um Funktionseinschränkungen zu beschreiben. In der ICF wird nicht nur das Konzept der Funktionseinschränkungen, sondern auch das der funktionalen Gesundheit dargelegt. Im Sinne der ICF umfasst die Funktionsfähigkeit eines Menschen alle Aspekte der funktionalen Gesundheit. Danach ist eine Person funktional gesund, „wenn [...]:

- ihre körperlichen Funktionen (einschließlich des mentalen Bereichs) und Körperstrukturen denen eines gesunden Menschen entsprechen (Konzepte der Körperfunktionen und -strukturen),
- sie all das tut oder tun kann, was von einem Menschen ohne Gesundheitsproblem erwartet wird (Konzept der Aktivitäten),
- sie ihr Dasein in allen Lebensbereichen, die ihr wichtig sind, in der Weise und dem Umfang entfalten kann, wie es von einem Menschen ohne gesundheitsbedingte Beeinträchtigung der Körperfunktionen oder -strukturen oder der Aktivitäten erwartet wird (Konzept der Teilhabe oder Partizipation an Lebensbereichen)" [22: 3].

Die ICF enthält neun Domänen an Aktivitäten und Teilhabe. Dazu gehören:
1. Lernen und Wissensanwendung
2. Allgemeine Aufgaben und Anforderungen
3. Kommunikation
4. Mobilität
5. Selbstversorgung
6. Häusliches Leben
7. Interpersonelle Interaktionen und Beziehungen
8. Bedeutende Lebensbereiche
9. Gemeinschafts-, soziales und staatsbürgerliches Leben

Die Klassifikation stellt einen hilfreichen Ansatz dar, um den Zusammenhang von Krankheit und funktioneller Einschränkung darzustellen. Darüber hinaus bietet sie einen Rahmen zur Darstellung der sich aus den funktionellen Einbußen ergebenden Konsequenzen, die in Einschränkungen in den Aktivitäten einerseits und der sozialen Teilhabe andererseits bestehen. Das Konzept der Aktivitäten ist eng verwandt mit den oben genannten Ansätzen der Aktivitäten und instrumentellen Aktivitäten des täglichen Lebens. Der Aspekt der sozialen Teilhabe geht jedoch weit darüber hinaus, indem er die Konsequenzen funktioneller Einschränkungen auf praktisch alle Lebensbereiche umfasst. Der Hinweis auf die ICF erfolgt mittlerweile in den meisten Publikationen, die sich mit Fragen von Gesundheit, Krankheit und dem funktionellen Status im Alter befassen.

Empirische Hinweise zum Zusammenhang von Pflegebedürftigkeit und funktioneller Beeinträchtigung bieten die Studien zu „Möglichkeiten und Grenzen selbständiger Lebensführung" (MuG), die sowohl für die Situation in Privathaushalten als auch für die stationäre Versorgung durchgeführt wurden. In der 2005 veröffentlichten MuG III-Studie [23] wiesen neben den 1,4 Mio. Pflegebedürftigen in Privathaushalten zum Ende des Jahres 2002 weitere ca. 3 Mio. Menschen einen Hilfebedarf auf. Wie die Pflegebedürftigkeit, betrifft auch der Hilfebedarf vorrangig die Hochaltrigen ab 75 Jahren und in noch stärkerem Maße Menschen ab 85 Jahre. Bei 17,7 % der über 75-jährigen und 35 % der über 85-jährigen bestand danach ein Hilfebedarf. In der MuG III-Studie finden sich auch Hinweise auf den Zusammenhang von funktionellen Beeinträchtigungen und Eingruppierung in eine Pflegestufe, die in Tab. 2.1 und 2.2 wiedergegeben sind. Die deutlichsten Einschränkungen in den Alltagsverrichtungen zeigen sich demnach beim Duschen/ Waschen, gefolgt von An- und Ausziehen, der Toilettennutzung und der Nahrungsaufnahme. Hinsichtlich der instrumentellen Aktivitäten verursacht das Einkaufen die größte Abhängigkeit, gefolgt von Sauber-machen, Mahlzeitenzubereitung und Regelung finanzieller Angelegenheiten.

Tab. 2.1:  Ausgewählte Einschränkungen (Aktivität allein unmöglich) bei körperbezogenen alltäg-lichen Verrichtungen (ADL) in Prozent [23].

|  | Sich duschen/ waschen | An- und Ausziehen | Toilette nutzen | Nahrung zu sich nehmen |
|---|---|---|---|---|
| Pflegestufe III | 81 | 68 | 67 | 44 |
| Pflegestufe II | 61 | 48 | 31 | 10 |
| Pflegestufe I | 36 | 19 | 9 | 5 |
| Sonstige Hilfe-bedürftige | 6 | 4 | 2 | 1 |

Tab. 2.2:  Ausgewählte Einschränkungen (Aktivität allein unmöglich) bei alltäglichen Verrichtungen (IADL) in Prozent [23].

|  | Einkaufen | Saubermachen | Mahlzeiten zubereiten | Finanzen regeln |
|---|---|---|---|---|
| Pflegestufe III | 96 | 83 | 83 | 65 |
| Pflegestufe II | 87 | 88 | 66 | 59 |
| Pflegestufe I | 65 | 64 | 36 | 34 |
| Sonstige Hilfe-bedürftige | 27 | 27 | 8 | 11 |

Das Ausmaß funktioneller Einschränkung zeigt sich in der stationären Versorgung in noch deutlicherem Maße [24]. Fast 90 % der Bewohner haben Schwierigkeiten mit dem Duschen und Waschen. Schwierigkeiten beim An- und Ausziehen, Wasser/ Stuhl halten, alleiniger Toilettennutzung und dem Umhergehen im Zimmer weisen jeweils mehr als 50 % der Bewohner auf und knapp 40 % haben Schwierigkeiten mit dem eigenständigen Essen und Trinken. Auch hinsichtlich der IADL zeigt Tab. 2.3 die erheblichen Einschränkungen: über 90 % haben Schwierigkeiten bei der Nutzung öffentlicher Verkehrsmittel, zwischen 80 % und 90 % beim Einkaufen und Regeln finanzieller Dinge, etwa 80 % bei der Durchführung von Besuchen und sich eigenständig außerhalb der Einrichtung zurecht finden und über 50 % beim Telefonieren.

Tab. 2.3: Bewohner von Pflegeeinrichtungen, nach Einschränkungen bei typischen alltäglichen Verrichtungen [24].

| | ADL | | | IADL | |
|---|---|---|---|---|---|
| | Allein unmöglich | Nur mit Schwierigkeiten | | Allein unmöglich | Nur mit Schwierigkeiten |
| Duschen/ Waschen | 57 | 31 | Öffentliche Verkehrsmittel nutzen | 78 | 13 |
| An-/ausziehen | 43 | 34 | Einkaufen | 77 | 12 |
| Wasser/Stuhl halten | 40 | 28 | Finanzielle Dinge regeln | 69 | 16 |
| Allein Toilette nutzen | 43 | 21 | Besuche machen | 55 | 25 |
| Zimmer umhergehen | 40 | 16 | Draußen zurecht finden | 58 | 20 |
| Essen/ Trinken | 17 | 22 | Telefonieren | 36 | 20 |

Es zeigt sich, dass Funktionseinschränkungen und Pflegebedürftigkeit im hohen und höheren Alter ab 75 Jahren gehäuft auftreten und die Lebensbedingungen älterer Menschen in erheblichem Maße beeinflussen. Die Funktionseinschränkungen, die in Studien vorrangig betrachtet werden, beziehen sich auf die Bereiche Mobilität, Kognition und die Hör- und Sehfähigkeit. Infolge definitorischer Schwierigkeiten ist die nationale und internationale Datenlage zu Funktionseinschränkungen noch relativ bescheiden, insbesondere hinsichtlich der Vergleichbarkeit der Daten, die bereits auf nationaler Ebene Probleme aufwirft und im internationalen Vergleich derzeit fast unmöglich ist. Eine entsprechende Datenbasis ist jedoch erforderlich, um über eine adäquate Grundlage für die Versorgungsplanung und -gestaltung zu verfügen. Die Ausführungen zur Beschreibung und Bestimmung funktioneller Beeinträchtigungen verdeutlichen, dass diesem Zugang zwar eine hohe Bedeutung für die Definition von Pflegebedürftigkeit zukommt, er jedoch allein keine hinreichende Antwort bieten kann.

2.3 Definition der Pflegebedürftigkeit in Deutschland
und international

Das Thema Pflegebedürftigkeit im Zuge des demografischen Wandels ist kein deutsches, sondern ein internationales Thema. Auch innerhalb der Europäischen Gemeinschaft besteht ein Interesse an Prognosen über die zukünftige Anzahl hilfs- und
pflegebedürftiger Menschen. Da es bislang noch keinen international einheitlichen
Begriff von Pflegebedürftigkeit gibt, sind die Grundlagen der Prognosen etwas prob-
lematischer als in Deutschland. Der Prognose der Europäischen Kommission zufolge
wird die Anzahl längerfristig hilfeabhängiger älterer Menschen bis zum Jahr 2050 um
30 % bis zu mehr als 100 % steigen [25]. Die große Spannweite erklärt sich durch die
Annahmen, die der Prognose zugrunde liegen. So wird, ähnlich wie in den in Kapitel 1
dargestellten deutschen Prognosen, für den optimistischen Fall angenommen, dass
der Anstieg der Lebenserwartung auch von einer Ausdehnung der beschwerdefreien
Lebenszeit begleitet ist und nicht mit einer Erhöhung der Abhängigkeit von der Hilfe
anderer einhergeht. Im ungünstigen Fall ist zu erwarten, dass sie zu einer erheblichen
Zunahme an Abhängigkeit und Beeinträchtigung führen wird.

### 2.3.1 Internationale Gestaltungsprinzipien zur Pflegesicherung

Schaut man ein wenig mehr in die Tiefe, dann zeigt sich die Vielschichtigkeit, mit der
in verschiedenen Ländern versucht wird, das Thema Pflegebedürftigkeit anzugehen.
Dabei stehen konzeptionell-inhaltliche Überlegungen und pragmatische Ansätze
vielfach sehr unvermittelt nebeneinander. Die Problematik einer internationalen
Perspektive auf das Thema Pflegebedürftigkeit beginnt bereits bei der Übersetzung
des Wortes. Das deutsche Wort „Pflegebedürftigkeitsbegriff" ist kaum in einen englischen Begriff zu übersetzen, über den eine ergiebige Recherche durchgeführt werden
könnte. Ein Grund dafür liegt darin, dass die im deutschen Sozialrecht verankerte
Trennung von Krankheit und Pflegebedürftigkeit in vielen anderen Ländern in dieser
Form nicht existiert und es entsprechend auch keine Notwendigkeit zur sozialrecht-
lichen Definition von Pflegebedürftigkeit gibt. Ein anderer Grund ist in dem Umstand
zu sehen, dass international oftmals weniger inhaltlich, sondern zweckbezogen diskutiert wird. Das bedeutet, dass die mit dem Begriff der Pflegebedürftigkeit verbundenen Fragen des Zugangs zu Leistungen unter der englischen Bezeichnung ‚Eligibility
Criteria' diskutiert werden, was so viel wie ‚Berechtigungskriterien für den Bezug von
Leistungen' bedeutet.

Trotz der großen Unterschiedlichkeit lassen sich einige Prinzipien herausstellen,
die international als eligibility criteria zur Anwendung kommen [26]. So stellt sich in
vielen Ländern die Frage, ob Leistungen der Langzeitpflege (international als long-
term care bezeichnet) für die gesamte Bevölkerung oder nur für die Bevölkerung ab
einem bestimmten Alter (in der Regel 65 Jahre) gewährt werden. So gilt z. B. in Japan

die Versicherungspflicht erst ab 40 Jahren und es gibt zwei Kategorien von Leistungsberechtigten: 40 bis 64-jährige und über 65-jährige [27]. Für jüngere Menschen ist die
Pflegeversicherung in Japan nicht zuständig [28].

Ein anderes Kriterium ist die ökonomische Situation der pflegebedürftigen Menschen. Ähnlich wie vor Einführung der Pflegeversicherung in Deutschland gilt das
Risiko, pflegebedürftig zu werden, in vielen Ländern nach wie vor als persönliches
Risiko, bei dessen Eintritt nur dann Leistungen gewährt werden, wenn die Betroffenen finanziell nicht in der Lage sind, die damit verbundenen Belastungen zu tragen.

Ähnlich wird in einigen Ländern die Situation der Familie betrachtet und es
wird entsprechend geprüft, ob und in welchem Ausmaß familiäre Pflegeleistungen
erbracht, bevor staatliche Leistungen gewährt werden. Pflege war und ist auch international in der Mehrheit eine Familiensache. Das bedeutet, dass Familien auf den
wachsenden Bedarf an pflegerischer Unterstützung immer schon reagiert haben [29].
Nicht selten wird Pflege auch nach wie vor als Familienaufgabe angesehen, für die
kein soziales Sicherungssystem konstruiert und beansprucht werden muss [30]. Das
Vorhandensein familiärer oder anderer informeller Ressourcen vermindert das Ins-
titutionalisierungsrisiko und erhöht die Wahrscheinlichkeit, dass ältere Menschen
in ihrem bisherigen Lebensumfeld versorgt werden. Mittlerweile hat sich jedoch in
mehreren Ländern die Erkenntnis durchgesetzt, dass familiäre Hilfen zwar nach wie
vor in großem Umfang vorhanden sind, sie jedoch nicht unbegrenzt zur Verfügung
stehen und die Familien selbst der Unterstützung bedürfen, um den zunehmenden
Anforderungen gerecht zu werden. Entsprechend enthalten viele Langzeitpflegesys-
teme mittlerweile Leistungen zur Unterstützung pflegender Angehöriger in Form von
Pensionszahlungen, direkten Geldtransfers und Möglichkeiten zur Kombination von
Erwerbstätigkeit und Pflege [31].

Auch der Zusammenhang von Zugangskriterien und Leistungen kann eine Rolle
spielen, wie die Beispiele Österreich und Japan zeigen. So kennt das österreichische
Pflegevorsorgesystem insgesamt sieben Pflegestufen, gewährt allerdings ausschließlich Geldleistungen, d.h. den Pflegebedürftigen wird ein ihrer Pflegestufe entsprechender Geldbetrag zugestanden, der dazu eingesetzt werden soll, die eigene Pflegesituation zu gestalten. Eine genau entgegengesetzte Entscheidung wurde in Japan
getroffen. Dort werden im Rahmen der Pflegeversicherung ausschließlich Sachleistungen gewährt. Eine solche Entscheidung hat natürlich Auswirkungen auf das Verständnis und die Definition von Pflegebedürftigkeit, die im japanischen System als
Abhängigkeit von professioneller Hilfe zu verstehen ist. Angewandt auf die österreichische Situation würde dies zu erheblichen Schwierigkeiten führen, da in vielen
Fällen keine professionelle Hilfe eingeschaltet ist. Auch in Deutschland würden
durch ein solches Verständnis sämtliche Bezieher des Pflegegeldes – immerhin etwa
die Hälfte der Leistungsbezieher – aus dem System rausfallen [32].

Neben der Unterscheidung von Geld- und Sachleistung kann auch der Ort der
Versorgung herangezogen werden. Die pflegerische Langzeitversorgung ist viele
Jahre vor allem als institutionalisierte Versorgung in Pflegeheimen diskutiert worden.

Kriterium für das Vorliegen von Pflegebedürftigkeit war deshalb vor allem die Höhe des Institutionalisierungsrisikos [26].

Als letztes Kriterium sei noch auf den Ansatz der regionalen Verantwortung verwiesen, der sich in einigen, vor allem den skandinavischen, Ländern findet. Dort gilt das Prinzip, dass die kommunalen und regionalen Behörden im Rahmen nationaler Mindeststandards agieren. Dabei wird in Kauf genommen, dass das Leistungsniveau in den jeweiligen Regionen durchaus unterschiedlich sein kann, solange der vorgegebene Mindeststandard eingehalten wird [26].

Unabhängig von diesen generellen Prinzipien lohnt jedoch ein etwas genauerer Blick in Regelungen in anderen Ländern. Mittlerweile ist die Langzeitpflege auch Bestandteil des innerhalb der Europäischen Union aufgebauten gegenseitigen Informationssystems über den sozialen Schutz (MISSOC – Mutual Information System on Social Protection). Tab. 2.4 gibt einen Überblick über die Grundlagen der Pflegesicherung und das Verständnis von Pflegebedürftigkeit in den Mitgliedsstaaten der EU.

Die Übersicht über die Regelungen innerhalb der Europäischen Union verdeutlicht die Heterogenität der Ansätze und bestätigt die unterschiedliche Zuordnung der Langzeitpflege entweder zum Gesundheits- oder Sozialsystem. Trotz aller Heterogenität lässt die Tabelle jedoch zwei Tendenzen erkennen. Ein internationales Krite-

Tab. 2.4: Langzeitpflegeregelungen in der EU (in Anlehnung an MISSOC [33] und Wingenfeld [34]).

| Land | Rechtsgrundlage | Verständnis und Begriff von Pflegebedürftigkeit |
|---|---|---|
| Belgien | Keine besondere Gesetzgebung, aber Vorschriften zur Kranken- und Invaliditätsversicherung und sozialen Mindestsicherung | Personen, die nicht in der Lage sind, die Aufgaben des täglichen Lebens allein zu verrichten |
| Bulgarien | Gesetzbuch über Sozialversicherung, Sozialhilfegesetz, Gesetz über die Eingliederung von Menschen mit Behinderungen Verordnung über die medizinische Begutachtung | Keine eigene Definition, aber Pflegebedürftigkeit ist an die Definition von Krankheit und Behinderung gebunden: Als Behinderung werden der Verlust oder die Beeinträchtigung der anatomischen Struktur, körperlichen oder geistigen Gesundheit einer Person verstanden. |
| Dänemark | Gesetze über Leistungen der sozialen Dienste und über Sozialwohnungen | Keine eigene Definition. Das System soll die körperlichen und geistigen Fähigkeiten einer Person erhalten bzw. die ernsthaftesten Folgen der eingeschränkten körperlichen oder geistigen Funktionen oder besonderer sozialer Probleme beheben. |
| Estland | Sozialhilfegesetz | Hauptmerkmal von Pflegebedürftigkeit ist die Fähigkeit, den Alltag unabhängig zu meistern. |

| Land | Rechtsgrundlage | Verständnis und Begriff von Pflegebedürftigkeit |
|---|---|---|
| Finnland | Gesetze über Leistungen bei Behinderungen Leistungen und Betreuung bei behinderten Personen Funktionstüchtigkeit der alternden Bevölkerung und über Sozial- und Gesundheitsdienstleistungen für ältere Menschen Sozialfürsorge Medizinische Versorgung Medizinische Grundversorgung Unterstützung für nicht gewerbs-mäßige Pflege | Personen, die ständig und regelmäßig (mindestens einmal pro Woche) Betreuung und Pflege benötigen. Es gibt regionale Spezifizierungen. |
| Frankreich | Leistungen für ständige Pflege durch Dritte Regelungen im Sozialgesetzbuch über Zulage bei Erziehung eines behinder-ten Kindes Leistung zum Ausgleich einer Behin-derung Persönliche Pflegebeihilfe im Rahmen des Sozialgesetzbuchs über Sozialhilfe und Familien | Für die Zulage für ständige Pflege durch Dritte ist das Kriterium der Bedarf an Hilfe durch eine andere Person zur Ausübung der Mehrheit der grundlegenden Aktivi-täten des alltäglichen Lebens. Persönliche Pflegebeihilfe erhalten Personen, die unter einem Verlust der Eigenständigkeit leiden, welche zu einem Bedarf an Hilfe zur Aus-übung der grundlegenden Aktivitäten des alltäglichen Lebens führen. |
| Griechenland | Kein gesondertes Pflegesicherungs-system | In der Alters- und Invaliditätsversicherung wird Pflegebedürftigkeit verstanden als Bedarf an Unterstützung einer dritten Person aufgrund einer bestimmten Krank-heit (z. B. Tetraplegie). |
| Irland | Gesundheitsgesetz Gesetz über die Unterstützung von Pflegeanstalten Zusammenfassendes Gesetz über die soziale Sicherheit mit Regelungen zu Dauerpflegegeld, Pflegegeld für Pflegepersonen, Beihilfe an Pflege-personen, Beihilfe zur Vertretungs-pflege und Häusliches Pflegegeld | Pflegebedürftigkeit ist nicht definiert. Leistungen werden gewährt anhand der Dauerhaftigkeit einer Beeinträchtigung bzw. der Notwendigkeit, in einer Einrich-tung versorgt zu werden sowie abhängig davon, ob die Versorgung zu Hause oder in einem Pflegeheim erbracht wird. Kon-kretisierungen sind zum Teil den lokalen Gesundheitsbehörden überlassen |
| Italien | Gesetz über Invalidenleistungen für Zivilpersonen Gesetz über Mobilitätsunterstützung Rahmengesetz über Behinderung Vielfältige regionale Gesetze und kommunale Vorschriften | Invalidität und Arbeitsunfähigkeit von Personen, die an angeborenen oder erworbenen Behinderungen leiden. Bezieher dieser Leistung sind Personen mit Behinderungen und Personen, die zur Fortbewegung auf die Hilfe eines Dritten angewiesen sind oder der ständigen Hilfe bedürfen, um den Verrichtungen des täg-lichen Lebens nachzukommen. |

| Land | Rechtsgrundlage | Verständnis und Begriff von Pflegebedürftigkeit |
|---|---|---|
| Kroatien | Gesetz über die soziale Fürsorge Gesetz über Pflegefamilien Verfügung über die Pflege außerhalb der Familie Verfügung über die Methode zur Erbringung häuslicher Pflegeleistungen und die Anforderungen an Räumlichkeiten, Ausstattung, professionelle und andere Pflegepersonen Verfügung über die Zuzahlung bei Unterbringung außerhalb der Familie Verfügung über Inhalt und Art der Dokumentation von Einzelpersonen, die beruflich im Bereich der unabhängigen sozialen Pflegedienste tätig sind | Personen, die Unfähig sind, sich außerhalb des eigenen Heims zu bewegen oder sich ohne Hilfe von Familienmitgliedern an- und auszukleiden. |
| Lettland | Gesetz über soziale Dienste und Sozialhilfe, ergänzt um Verordnungen zu Finanzierungsfragen | Personen, die wegen Alters und/oder gesundheitlicher Probleme nicht fähig sind, für sich selbst zu sorgen und normale Alltagsaktivitäten auszuüben. Kinder ohne elterliche Fürsorge. Erwachsene mit mentalen oder physischen Störungen infolge von Alter oder Gesundheitsproblemen. |
| Litauen | Gesetze über Neuberechnung und Zahlung von Sozialleistungen Staatliche Sozialhilfeleistungen Soziale Dienste das Gesundheitswesen Institutionen des Gesundheitswesens Krankenversicherungsgesetz | Pflegebedürftigkeit ist gesetzlich definiert als Verflechtung von Pflege, langfristiger ärztlicher Behandlung und sozialen Dienstleistungen zur Erfüllung des Bedarfs der betroffenen Personen an Pflege und sozialen Dienstleistungen. |
| Luxemburg | Gesetz zur Einführung der Pflegeversicherung | Personen, die aufgrund einer körperlichen, geistigen oder seelischen Krankheit oder Behinderung für die wesentlichen Verrichtungen im Ablauf des täglichen Lebens (in den Bereichen Körperpflege, Ernährung, Mobilität) in erheblichem Umfang und regelmäßig Hilfe eines Dritten benötigen. |
| Malta | Gesetz über soziale Sicherheit sowie Verordnungen zur Versorgung in Einrichtungen | Keine eigene Definition, entscheidend sind ein Lebensalter von 60 Jahren und die Unfähigkeit, allein in der eigenen Wohnung leben zu können. Zudem spielen besondere Bedarfslagen wie der Schutz vor Selbstgefährdung eine Rolle |

| Land | Rechtsgrundlage | Verständnis und Begriff von Pflegebedürftigkeit |
|---|---|---|
| Niederlande | Allgemeines Gesetz über außergewöhnliche Krankheitskosten | Personen mit langem Krankenhausaufenthalt, ältere Menschen, Behinderte, Menschen mit geistiger Behinderung und Personen mit chronischen Krankheiten. Bei diesen Personen wird anhand von sieben Funktionen das passende Pflegearrangement vereinbart. |
| Österreich | Bundespflegegeldgesetz Sozialhilfe- und Behindertengesetze der Länder für Sachleistungen weitere Vereinbarungen zwischen Bund und Ländern | Für Pflegegeld ist ein ständiger Betreuungs- und Hilfebedarf von mehr als 60 Stunden im Monat für voraussichtlich mindestens sechs Monate erforderlich. Für Sachleistungen ist der Bedarf an mobilen, ambulanten, teilstationären und stationären Diensten aufgrund einer körperlichen, geistigen oder psychischen Behinderung oder Sinnesbehinderung erforderlich. |
| Polen | Gesetze über die öffentlich finanzierte Gesundheitsversorgung Sozialhilfegesetz Familienleistungen Sozialrenten die berufliche und soziale Rehabilitation und die Beschäftigung von Menschen mit Behinderungen | Pflegebedürftigkeit liegt vor bei bettlägerigen und chronisch kranken Patienten, welche keines Krankenhausaufenthaltes bedürfen, aber Defizite in der Selbstpflege aufweisen und daher 24-stündiger, professioneller, intensiver Pflege und Krankenpflege sowie einer Weiterführung der Behandlung bedürfen. |
| Portugal | Rechtsverordnungen sowie Sozialversicherungssystem und Nationaler Gesundheitsdienst | Zustand einer Person, die Aktivitäten des alltäglichen Lebens nicht eigenständig ausführen zu können und dauerhafter Hilfe einer dritten Person sowie spezialisierter ärztlicher und/ oder vollstationäre Pflege zu bedürfen. |
| Rumänien | Gesetz über den Schutz und die Förderung der Rechte von Menschen mit Behinderungen Gesetz über Sozialhilfe für Rentner | Keine Definition von Pflegebedürftigkeit, Langzeitpflege wird verstanden als Pflege von mehr als 60 Tagen zur Unterstützung bei der Grundpflege sowie instrumentellen Alltagsaktivitäten. |
| Schweden | Gesetz über soziale Dienste | Keine eigene Definition, sondern Teil der Leistungen der Wohlfahrtsstaats, in dem das Prinzip gilt, dass Personen, die nicht in der Lage sind, ihre Bedürfnisse zu befriedigen und keine Fürsorge auf andere Art und Weise erhalten, Anspruch auf Unterstützung haben. Die Ausgestaltung kann lokal variieren. |

| Land | Rechtsgrundlage | Verständnis und Begriff von Pflegebedürftigkeit |
|---|---|---|
| Slowakei | Gesetze über soziale Dienste zur finanziellen Unterstützung des Behindertenausgleichs über das Gesundheitswesen und entsprechende Dienste über Anbieter von Gesundheitsleistungen, Personal und Berufsvereinigungen im Gesundheitswesen Existenzminimumgesetz | Keine eigene Definition. Leistungen erhalten behinderte Personen, Personen mit einem schlechten Gesundheitszustand und Personen, die auf die Hilfe Anderer angewiesen sind. Entscheidend sind zudem eine Dauer von 12 Monaten sowie ein Mindestgrad an Pflegebedürftigkeit in 20 definierten alltäglichen Lebensverrichtungen. |
| Slowenien | Keine gesonderte Gesetzgebung, aber verschiedene Vorschriften, die über zahlreiche Gesetze zu Behinderung, Familie, Krankheit und Finanzausgleich verstreut sind. | Personen, die bei den wesentlichen Verrichtungen des täglichen Lebens auf ständige Hilfe angewiesen sind. Weitere Differenzierung erfolgen nach Ort der Versorgung. |
| Spanien | Gesetz zur Förderung der persönlichen Autonomie und der Hilfe für pflegebedürftige Personen | Personen, die aufgrund von Alter, Krankheit oder Behinderung in Verbindung mit dem Fehlen oder Verlust der physischen, mentalen, intellektuellen oder sensorischen Autonomie auf Hilfe anderer Personen, auf wesentliche Unterstützung bei der Ausführung der grundlegenden Aktivitäten des täglichen Lebens oder im Falle einer mentalen Behinderung oder Krankheit auf sonstige Formen der Unterstützung ihrer persönlichen Autonomie angewiesen sind. |
| Tschechische Republik | Gesetze über Soziale Dienste Gesundheitsleistungen Öffentliche Krankenversicherung | Die Zielgruppe für Pflege besteht aus älteren Personen, Personen mit Behinderung und Personen mit chronischen Krankheiten, deren Selbsthilfe und Selbständigkeit eingeschränkt ist (Bestimmung anhand der IADL Kriterien), sowie Personen, die einen höheren Bedarf an Pflege aufweisen (Bestimmung anhand der ADL Kriterien). |
| Ungarn | Gesetz über Sozialverwaltung und Sozialhilfe für Pflegedienste, die persönliche soziale Pflege anbieten | Keine eigene Definition. Die Anspruchsvoraussetzungen variieren je nach Leistung und Personengruppe, z. B. ältere Menschen mit Unterstützungsbedarf unter 4 Stunden täglich, die nur häusliche Pflege erhalten oder von mehr als 4 Stunden täglich, bei denen die Pflege im Pflegeheim erbracht werden kann. |

| Land | Rechtsgrundlage | Verständnis und Begriff von Pflegebedürftigkeit |
|---|---|---|
| Vereinigtes Königreich | Gesetz über Gesundheit und soziale Pflege<br>Gesetz über Beiträge und Leistungen der sozialen Sicherheit | Personen mit Bedarf an Pflege aufgrund von körperlicher oder geistiger Behinderung, abweichende regionale Regelungen und Anspruchsvoraussetzungen. |
| Zypern | Gesetze über Sozialhilfe und soziale Dienste sowie über Heime für ältere Menschen und Personen mit Behinderungen | Keine eigene Definition, individuelle Einschätzung des Leistungsbedarfs. |

rium für Pflegebedürftigkeit besteht im Angewiesen sein auf die Unterstützung durch Dritte und ein weiteres Kriterium besteht in vorhandenen Einschränkungen bei der Durchführung von Aktivitäten des täglichen Lebens. Diese Tendenzen spiegeln sich auch in den Definitionen von Langzeitpflege, die von der OECD und der WHO vorgenommen wurden. Laut OECD [31] umfasst Langzeitpflege unterschiedliche Dienste für Menschen, die bei der Durchführung grundlegender Lebensaktivitäten über eine ausgedehnte Zeitspanne abhängig von der Hilfe Dritter sind. Der WHO [35] zufolge umfasst Langzeitpflege Dienste für Menschen aller Altersstufen mit einer langfristigen funktionellen Abhängigkeit.

**!** Es gibt keinen internationalen Begriff der Pflegebedürftigkeit, aber es besteht Einigkeit, dass es um die Abhängigkeit von personeller Hilfe durch andere Menschen geht

## 2.4 Ein neuer Begriff der Pflegebedürftigkeit

Bereits zu Beginn dieses Kapitels wurde kurz die Kritik am bestehenden Begriff der Pflegebedürftigkeit im SGB XI skizziert. Mit dem Hintergrund der Diskussion um funktionelle Beeinträchtigungen und den Einblick in internationale Ansätze zum Umgang mit dem Phänomen der Pflegebedürftigkeit werden in diesem letzten Teil dieses Kapitels die Vorschläge für einen neuen Begriff der Pflegebedürftigkeit für Deutschland erläutert. Zwischen 2006 und 2013 wurde in einem Beirat des Bundesministeriums für Gesundheit intensiv über eine Neufassung diskutiert und es wurden entsprechende Vorschläge unterbreitet [36, 37, 38]. Bevor diese Vorschläge dargestellt werden, soll im Vorfeld ihr fachwissenschaftlicher Hintergrund betrachtet werden, der parallel zum politischen Prozess erarbeitet und in die Empfehlungen aufgenommen wurde [26, 39].

Wie eingangs dargelegt, bestehen die Probleme mit dem derzeitigen Begriff der Pflegebedürftigkeit vor allem in der inhaltlichen, auf somatische Aspekte begrenzten Engführung und dem zur Bestimmung herangezogenen Faktor Zeit bei der Durch-

führung von Alltagsverrichtungen. Beide Probleme galt es bei der Neufassung des
Begriffs der Pflegebedürftigkeit zu überwinden.

2.4.1  Wissenschaftliche Ansätze zum Thema Pflegebedürftigkeit

Um sich aus pflegewissenschaftlicher Sicht einem Begriff der Pflegebedürftigkeit zu
nähern, empfiehlt sich ein Blick in die Pflegetheorien, in denen eine theoretische Grund-
legung der Pflege als Beruf vorgenommen wird. Die Pflegetheorien bieten zudem
umfangreiche Erklärungsansätze zum Gegenstand und zum Anlass von Pflege, also
der Frage, wann und warum Menschen der pflegerischen Hilfe bedürfen und entsprechend als pflegebedürftig zu bezeichnen sind. Die Pflegetheorien wurden von Meleis
[40] eingeteilt in bedürfnis-, interaktions- und ergebnisorientierte Theorien. Vor allem
die bedürfnisorientierten Pflegetheorien leisten einen bedeutsamen Beitrag zum Verständnis von Pflegebedürftigkeit. Als bekannteste Vertreterinnen gelten Faye Abdellah, Virginia Henderson und Dorothea Orem [40]. Gemeinsam ist diesen Ansätzen,
dass den Problemlagen, auf die sich pflegerisches Handeln richtet, ein zentraler Stellenwert im jeweiligen Theoriegebäude zukommt: Pflege wird notwendig aufgrund
fehlender Ressourcen des Individuums, gesundheitlich bedingte Probleme oder
Anforderungen autonom zu bewältigen. Dies wird in den Theorien unterschiedlich
spezifiziert und operationalisiert.

Bei Abdellah et al. [41] geht es um 21 Pflegeprobleme, aufgrund derer ein Mensch
der Pflege bedarf, also pflegebedürftig ist. Diese beziehen sich auf elementare Körperfunktionen, teilweise auf Aktivitäten und auch auf präventive Aspekte. Die Liste
der Pflegeprobleme ist nicht auf somatische Aspekte begrenzt und schließt soziale
Aspekte ausdrücklich ein. Die Funktion der Pflege konzentriert sich auf Hilfe bei der
Problembewältigung und der Anpassung an gesundheitliche Probleme. Die entsprechenden Pflegeinterventionen sind präventiver, unterstützender und praktisch-hel-
fender Art sowie auf die Erhaltung bzw. Wiederherstellung von Fähigkeiten ausgerichtet. Eine Gewichtung und Abstufung der einzelnen Probleme ist nicht vorgenommen
worden. Pflegebedürftigkeit konstituiert sich nach dem Modell von Abdellah als das
Auftreten von einem oder mehreren aus 21 möglichen Pflegeproblemen [26].

Eine größere Verbreitung als das Modell der 21 Pflegeprobleme hat das Modell von
Virginia Henderson erfahren [42, 43]. Henderson sieht einen entscheidenden Beitrag
der Pflege in der Unterstützung des Patienten zur Wiedererlangung von Eigenstän-
digkeit und Unabhängigkeit bei der Durchführung von 14 grundlegenden Aktivitäten
und Bedürfnissen, die sich von physiologischen Funktionen über Ausdrucksformen
von Gefühlen bis hin zur Teilhabe am sozialen Leben erstrecken. Pflegebedürftigkeit
entsteht, wenn ein Individuum nicht zur selbständigen Ausführung dieser Aktivitäten in der Lage ist.

Henderson ist in der Pflegewelt neben ihrem Modell vor allem durch ihre bis
heute gültige Definition von Pflege bekannt geworden, die sie in den 1960er Jahren

im Auftrag des Weltbundes der Pflege (ICN) erarbeitet und vorgelegt hat. Sie lautet: „Die einzigartige Funktion der Pflege besteht darin, dem kranken oder auch gesunden Individuum bei der Verrichtung von Aktivitäten zu helfen, die seiner Gesundheit oder ihrer Wiederherstellung (oder auch einem friedlichen Sterben) förderlich sind und die es ohne Beistand selbst ausüben würde, wenn es über die dazu erforderliche Stärke, Willenskraft oder Kenntnis verfügte. Sie leistet ihre Hilfe auf eine Weise, dass es seine Selbständigkeit so rasch wie möglich wiedergewinnt [43, S. 42]“.

Als letzte der einflussreichen bedürfnisorientierten Pflegetheorien sei auf die Selbstpflegedefizit-Theorie von Dorothea Orem [44, 45] verwiesen, bei der es sich tatsächlich um drei einzelne, aber eng zusammenhängende Theorien handelt, die einen wichtigen Beitrag zum Verständnis von Pflegebedürftigkeit leisten: die Theorie der Selbstpflege, die Theorie des Selbstpflege-Defizits und die Theorie des Pflegesystems. Kurz gefasst geht die Theorie der Selbstpflege davon aus, dass Menschen in ihrem Alltag in der Lage sind, Aktivitäten durchzuführen, die im Hinblick auf die Lebenserhaltung und Bedürfnisbefriedigung sinnvoll oder notwendig sind. Orem nennt diese Aktivitäten Selbstpflege-Erfordernisse und die Fähigkeit zur Durchführung dieser Aktivitäten Selbstpflege-Fähigkeit. Die Theorie des Selbstpflegedefizits befasst sich entsprechend mit Personen, deren Fähigkeit zur Erkennung und Befriedigung von einigen oder sämtlichen Selbstpflegeerfordernissen beeinträchtigt ist. Die Theorie des Pflegesystems schließlich bezieht sich auf die Nutzung pflegerischer Hilfen [26].

Neben den Pflegetheorien ergeben sich wertvolle Hinweise für die Diskussion um Pflegebedürftigkeit aus anderen spezifischen Theorien zur Krankheitsbewältigung wie dem Trajektkonzept (Verlaufskurvenkonzept) nach Corbin und Strauss [46, 47], in dem drei Handlungsbereiche unterschieden werden, denen sich Patienten, Angehörige und berufliche Helfer im Falle chronischer Krankheit und ihren Folgen stellen müssen: der krankheitsbezogenen Arbeit (die bezogen ist auf die Kontrolle von Erkrankung und Symptomen sowie auf die Durchführung von therapeutischen Interventionen), der alltagsbezogenen Arbeit (die sowohl das Berufsleben, das familiäre Leben und alltägliche existenzerhaltende und bedürfnisbefriedigende Handlungen umfasst) und der Biografiearbeit (bei der es um die Integration der Erkrankung in die persönliche Identität und Biografie geht).

Zusammenfassend betrachtet ist es aus pflegewissenschaftlicher Perspektive vor allem die Kategorie der Abhängigkeit von personeller Hilfe, die den Kern des Verständnisses von Pflegebedürftigkeit ausmacht. Auch die Überzeugung, dass diese Abhängigkeit sich neben körperlichen Verrichtungen auch auf psychische und soziale Dimensionen bezieht, kann pflegewissenschaftlich als Konsens bezeichnet werden.

Es gibt jedoch nicht nur in der Pflegewissenschaft, sondern auch in anderen Wissenschaften Sichtweisen zum Thema Pflegebedürftigkeit. Darin geht es allerdings vorrangig um die Konsequenzen von Pflegebedürftigkeit und nicht um eine Beschreibung des Phänomens an sich. Ein Überblick über die Dimensionen von Pflegebedürftigkeit aus der Sicht verschiedener Disziplinen findet sich bei Mager [48].

Aus ökonomischer Sicht bedeutet die Pflegebedürftigkeit eines Menschen die Reduktion der Haushaltsproduktivität, d.h. der pflegebedürftige Mensch ist nicht mehr in der Lage, seinen bisherigen Beitrag zum Haushaltseinkommen zu leisten. Da Pflegebedürftigkeit in der Regel mit einem finanziellen Mehraufwand einhergeht, kommt es zu einer doppelten ökonomischen Belastung des Haushalts, in dem der pflegebedürftige Mensch lebt. Aus ökonomischer Perspektive wird zudem davon ausgegangen, dass die Entscheidungen innerhalb von Familien über die Gestaltung der pflegerischen Versorgung auch auf Basis ökonomischer Erwägungen getroffen werden.

Aus soziologischer Perspektive wird Pflegebedürftigkeit unter den Gesichtspunkten von Stigmatisierung und sozialer Deklassierung diskutiert. Der Eintritt von Pflegebedürftigkeit ist somit gleichbedeutend mit einem Ausschluss aus vielen Bereichen des gesellschaftlichen Lebens. Auf der individuellen Ebene geht Pflegebedürftigkeit aus einer sozialpsychologischen Perspektive mit einer Störung von Beziehungen und Kontinuitäten in sozialen Netzen einher. Bisherige Lebensroutinen und zukünftige Lebensplanungen sind durch Pflegebedürftigkeit empfindlich ge- und oft sogar zerstört. Innerhalb von Partnerschaftsbeziehungen stehen bisherige Rollen zur Disposition, da sie nicht mehr in gewohntem Umfang und der gewohnten Ausprägung ausgefüllt werden können. Für die pflegebedürftigen Menschen selbst sind aus einer individualpsychologischen Perspektive noch der generelle Autonomieverlust und die bedrohte individuelle Identität zu nennen, die im Zusammenhang mit Pflegebedürftigkeit entstehen können.

## 2.4.2 Kernelemente eines neuen Begriffs der Pflegebedürftigkeit

Aus allen bisher dargelegten Aspekten lassen sich einige Gemeinsamkeiten herausarbeiten, welche die Basis für einen neuen Begriff der Pflegebedürftigkeit bilden. Diese wurden in den Grundlagenarbeiten für den Beirat des Bundesgesundheitsministeriums folgendermaßen zusammengefasst [26]:

- Krankheit oder gesundheitliche Störungen liegen der Pflegebedürftigkeit zugrunde, sind jedoch nicht der Ausgangspunkte pflegerischer Unterstützung und daher bei der Definition von Pflegebedürftigkeit nachrangig.
- Ausgangspunkt sind stattdessen Beeinträchtigungen körperlicher oder kognitiver/ psychischer Funktionen.
- Wenn ein Mensch nicht in der Lage ist, die durch funktionelle Einbußen entstehenden Belastungen und Anforderungen zu bewältigen, liegt eine Abhängigkeit von personeller Hilfe vor. Die Belastungen und Anforderungen beziehen sich auf die Gestaltung von Aktivitäten im Lebensalltag und der autonomen Gestaltung von Lebensbereichen.
- Aus pflegewissenschaftlicher Perspektive ist es unerheblich, ob die Beeinträchtigungen und die Abhängigkeit von personeller Hilfe vorübergehender oder dauerhafter Natur sind. Für den betroffenen Menschen stellen sich die gleichen Fragen hinsichtlich eines Unterstützungsbedarfs.

Aus diesen Gemeinsamkeiten wurde zusammenfassend geschlussfolgert, dass eine Person dann als pflegebedürftig zu bezeichnen ist, wenn sie

–   „...infolge fehlender personaler Ressourcen, mit denen körperliche oder psychische Schädigungen, die Beeinträchtigung körperlicher oder kognitiver/psychischer Funktionen, gesundheitlich bedingte Belastungen oder Anforderungen kompensiert oder bewältigt werden könnten,
–   dauerhaft oder vorübergehend
–   zu selbständigen Aktivitäten im Lebensalltag, selbständiger Krankheitsbewältigung oder selbständiger Gestaltung von Lebensbereichen und sozialer Teilhabe
–   nicht in der Lage und daher auf personelle Hilfe angewiesen ist" [26: 43].

Offen bleiben an diesen Kernelementen die Alltagsaktivitäten und Lebensbereiche, die als maßgeblich für Pflegebedürftigkeit erachtet werden. Auf der Basis einer intensiven Analyse verschiedener Ansätze zur Systematisierung von Pflegebedürftigkeit, wie sie z. B. in Pflegediagnosen- oder -klassifikationssystemen vorgenommen wird oder wie sie sich in komplexen Instrumenten zur Einschätzung eines Pflegebedarfs wiederfinden, lassen sich die folgenden sechs Bereiche als unabdingbar identifizieren [49]:

1.  Mobilität, verstanden als Selbständigkeit bei der Fortbewegung über kurze Strecken und bei Lageveränderungen des Körpers,
2.  Kognitive und kommunikative Fähigkeiten, die für eine selbständige Lebensführung von hoher Wichtigkeit sind, wie Gedächtnis, Wahrnehmung, Denk- und Urteilsvermögen sowie Kommunikation,
3.  Verhaltensweisen und psychische Problemlagen, die mit einem hohen Maß an personeller Abhängigkeit einhergehen, wie z. B. selbst- und fremdgefährdendes Verhalten, Ängstlichkeit, Panikattacken oder Wahnvorstellungen,
4.  Aktivitäten zur Selbstversorgung, wie z. B. Körperpflege, sich kleiden, Essen und Trinken oder Ausscheidungen,
5.  Umgang mit krankheits-/ therapiebedingten Anforderungen und Belastungen, also Aufgaben der Krankheitsbewältigung, ohne die eine autonome Lebensführung kaum möglich erscheint, wie z. B. die Einnahme von Medikamenten, die Kontrolle von Parametern wie Blutdruck oder Blutzucker, Wundversorgung sowie die Durchführung zeitaufwändiger Therapien.
6.  Gestaltung des Alltagslebens und soziale Kontakte wie die Gestaltung verfügbarer Zeit und die Pflege sozialer Beziehungen.

Auf dieser Grundlage wurde im ersten Bericht des Beirats zur Überprüfung des Pflegebedürftigkeitsbegriffs ein Vorschlag zur Neufassung des § 14 SGB XI zum Begriff der Pflegebedürftigkeit unterbreitet [36: 85]. Er lautet:

„Pflegebedürftig sind Personen, die nach näherer Bestimmung der folgenden Sätze Beeinträchtigungen der Selbständigkeit oder Fähigkeitsstörungen aufweisen und deshalb der Hilfe durch andere bedürfen. Es muss sich um Personen handeln, die körperliche oder psychische Schädigungen, Beeinträchtigungen körperlicher oder kognitiver oder psychischer Funktionen, gesundheitlich bedingte Belastungen oder Anforderungen nicht selbständig kompensieren oder bewältigen können. Maßgeblich sind Beeinträchtigungen der Selbständigkeit oder Fähigkeitsstörungen in den Bereichen:

1. Mobilität,
2. Kognitive Fähigkeiten,
3. Verhaltensweisen und psychische Problemlagen,
4. Selbstversorgung,
5. Umgang mit krankheits- und therapiebedingten Anforderungen,
6. Gestaltung des Alltagslebens und sozialer Kontakte

(...)

Die Beeinträchtigungen der Selbständigkeit oder die Fähigkeitsstörungen und der Hilfebedarf durch andere müssen auf Dauer, voraussichtlich für mindestens sechs Monate (...) gegeben sein."

---

Pflegebedürftigkeit ist der Grad der Beeinträchtigung der Selbständigkeit und der Abhängigkeit von personeller Hilfe in Lebensbereichen und Aktivitäten **!**

---

### 2.4.3 Neues Begutachtungsassessment zur Bestimmung von Pflegebedürftigkeit

Um seine Bedeutung für die Pflegeversicherung zu entfalten, bedarf es der Operationalisierung dieses neuen Begriffs der Pflegebedürftigkeit, um im Rahmen der Begutachtung der Pflegebedürftigkeit und weiterer Verwendungszwecke eingesetzt werden zu können. Zu diesem Zweck wurde das Neue Begutachtungsassessment NBA entwickelt [39], mit dem der individuelle Grad der Beeinträchtigung der Selbständigkeit bzw. der Grad der Abhängigkeit von personeller Hilfe bestimmt wird.

Gegenüber dem bisherigen Begutachtungsverfahren gibt es zwei grundlegende Veränderungen, mit denen den wesentlichen Kritikpunkten am bisherigen Verfahren begegnet wird:

a) Das neue Instrument zielt auf eine *umfassende Berücksichtigung von Pflegebedürftigkeit*, vermeidet also die Reduzierung auf den Hilfebedarf bei bestimmten Alltagsverrichtungen. Es erfasst sowohl körperliche Beeinträchtigungen als auch kognitive/ psychische Einbußen und Verhaltensauffälligkeiten, die einen besonderen Unterstützungsbedarf nach sich ziehen.

b) Im Unterschied zum jetzigen Begutachtungsverfahren ist der Maßstab zur Einschätzung von Pflegebedürftigkeit nicht die erforderliche Pflegezeit, sondern der Grad der *Selbständigkeit bei der Durchführung von Aktivitäten oder der Gestaltung von Lebensbereichen*.

Mit dem NBA findet eine Einschätzung zu den sechs als maßgeblich für Pflegebedürftigkeit identifizierten Bereichen statt (s.o.), die im NBA als Module bezeichnet werden. Für jedes Modul liefert die Einschätzung ein Ergebnis, das für sich genommen Aussagekraft besitzt (z. B. Modul 1: Grad der Selbständigkeit bei Aktivitäten, die der Fortbewegung oder Lageveränderung des Körpers dienen). Erst in einem zweiten Schritt werden die Teilergebnisse nach vorgegebenen Berechnungsregeln (Bewertungssystematik) zu einem Gesamtergebnis zusammengeführt. Zur Ermittlung einer Stufe der Pflegebedürftigkeit geschieht dies für die Ergebnisse der Module 1 bis 6, die zusammen als Wert auf einer Skala zwischen 0 und 100 Punkten dargestellt werden. Diese Skala wiederum ist in mehrere Bereiche unterteilt, die jeweils einer bestimmten Stufe der Pflegebedürftigkeit zugeordnet sind [49].

Im Falle der Pflegebedürftigkeit sieht das Verfahren eine Unterteilung in fünf Stufen vor. Die Unterteilung ist so angelegt, dass auch solchen Pflegebedürftigen eine Stufe zugeordnet wird, die relativ geringe Beeinträchtigungen aufweisen und nach den heute geltenden Regelungen der Pflegeversicherung keine Leistungen erhalten. Damit soll vermieden werden, dass Menschen als „nicht pflegebedürftig" bezeichnet werden, obwohl sie auf pflegerische Hilfe angewiesen sind.

Auf der politischen Ebene wurde den wissenschaftlichen Vorschlägen weitgehend gefolgt und es wurde eine Reform der Pflegeversicherung empfohlen, nach der Pflegebedürftigkeit in Zukunft im o.g. Sinne zu verstehen und mittels des NBA zu bestimmen sei [36, 37]. Diese Empfehlung wurde in ihren Grundzügen auch 2013 durch den Beirat bestätigt [38].

## Literaturverzeichnis

[1]   Gilberg R. Hilfe- und Pflegebedürftigkeit im höheren Alter, Eine Analyse des Bedarfs und der Inanspruchnahme von Hilfeleistungen. Berlin, Max-Planck-Institut für Bildungsforschung, Studien und Berichte 68, 2000.

[2]   Landtag Nordrhein-Westfalen. Situation und Zukunft der Pflege in NRW, Bericht der Enquete-Kommission des Landtags von Nordrhein-Westfalen. Düsseldorf, Präsident des Landtags von Nordrhein-Westfalen, 2005.

[3]   Wingenfeld K. Der Begriff der Pflegebedürftigkeit aus pflegewissenschaftlicher Perspektive. Archiv für Wissenschaft und Praxis der sozialen Arbeit, 2007, 38, 2, 6–18.

[4]   Bartholomeyczik S, Hunstein D, Koch V, Zegelin-Abt A. Zeitrichtlinien zur Begutachtung des Pflegebedarfs, Evaluation der Orientierungswerte für die Pflegezeitbemessung. Frankfurt am Main, Mabuse, 2001.

[5]   Wingenfeld K. Pflegebedürftigkeit, Pflegebedarf und pflegerische Leistungen. In: Schaeffer D, Wingenfeld K (Hg.). Handbuch Pflegewissenschaft. Weinheim, Juventa, 2011, 263–290.

[6]   Büscher A. Die Pflegeversicherung: Errungenschaften und Grenzen. In: Palm R, Dichter M (Hg.). Pflegewissenschaft in Deutschland – Errungenschaften und Herausforderungen, Festschrift für Sabine Bartholomeyczik. Bern, Huber, 2013, 126–135.

[7]   Steinhagen-Thiessen E, Borchelt M. Morbidität, Medikation und Funktionalität im Alter. In: Mayer KU, Baltes PB (Hg.). Die Berliner Altersstudie. Berlin, Akademie Verlag, 1996, 151–183.

[8]  Renteln-Kruse W von. Epidemiologische Aspekte der Morbidität im Alter. Zeitschrift für
     Gerontologie und Geriatrie, 2001, 34: Suppl 1, I/10-I/15.
[9]  Kuhlmey A, Blüher S. Demografische Entwicklung in Deutschland – Konsequenzen für Pflege-
     bedürftigkeit und pflegerische Versorgung. In: Schaeffer D, Wingenfeld K (Hg.) Handbuch
     Pflegewissenschaft. Weinheim, Juventa, 2011, 185–198.
[10] Deutscher Bundestag. Schlussbericht der Enquête-Kommission „Demographischer Wandel –
     Herausforderungen unserer älter werdenden Gesellschaft an den Einzelnen und die Politik".
     Berlin, Bundestags-Drucksache 14/8800, 2002.
[11] Sachverständigenrat für die Konzertierte Aktion im Gesundheitswesen. Gesundheitswesen in
     Deutschland, Kostenfaktor und Zukunftsbranche, Band I: Demographie, Morbidität, Wirtschaft-
     lichkeitsreserven und Beschäftigung, Sondergutachten, Kurzfassung. Berlin: SVR, 1996.
[12] Bundesministerium für Familie, Senioren, Frauen und Jugend. Dritter Bericht zur Lage der
     älteren Generation. Berlin: Bundesministerium für Familie, Senioren, Frauen und Jugend, 2001.
[13] Katz S, Ford AB, Moskowitz RW, Jackson BA, Jaffe MW. Studies of illness in the aged, The Index
     of ADL. Journal of the American Medical Association, 1963, 85, 914–919.
[14] Katz S, Down TD, Cash HR, Grotz RC. Progress in the development of the index of ADL. The
     Gerontologist, 1970, 10, 1, 20–30.
[15] Brandenburg H. Formen der Lebensführung im Alltag bei hilfe- und pflegebedürftigen älteren
     Menschen, Zusammenhänge zur Gesundheit und zum sozialräumlichen Kontext. Regensburg,
     Roderer Verlag, 1996.
[16] Lawton MP, Brody BL. Assessment of older people: Self-maintaining and instrumental activities
     of daily living. The Gerontologist, 1969, 9, 179–186.
[17] Mahoney FI, Barthel DW. Functional evaluation: The Barthel Index. Maryland State Medical
     Journal, 1965, 14, 61–65
[18] Wurm S, Tesch-Römer C. Gesundheit, Hilfebedarf und Versorgung. In: Tesch-Römer C,
     Engstler H, Wurm S (Hg.). Altwerden in Deutschland, Sozialer Wandel und individuelle
     Entwicklung in der zweiten Lebenshälfte. Wiesbaden, VS Verlag, 2006, 329–384.
[19] Bundesministerium für Familie, Senioren, Frauen und Jugend. Vierter Bericht zur Lage der
     älteren Generation. Berlin, Bundesministerium für Familie, Senioren, Frauen und Jugend, 2002.
[20] Deutsches Zentrum für Altersfragen. Report Altersdaten GeroStat 2/2006, Gesundheitszustand
     und gesundheitsrelevantes Verhalten Älterer. Berlin, Deutsches Zentrum für Altersfragen, 2006.
[21] Kruse A. Die Bedeutung von Gesundheit für Autonomie und Lebensqualität im Alter. In:
     Pohlmann S (Hg.). Der demografische Imperativ, Von der internationalen Sozialpolitik zu einem
     nationalen Aktionsplan. Hannover, Vincentz Verlag, 2003, 82–100.
[22] Schuntermann M. Vorwort zur deutschen Fassung der ICF. In: Internationale Klassifikation
     der Funktionsfähigkeit, Behinderung und Gesundheit (ICF) der Weltgesundheitsorganisation
     (WHO), Entwurf der deutschsprachigen Fassung April 2002 (Konsensusentwurf), enthalten auf
     CD-ROM zu Bihr D, Fuchs H, Krauskopf D, Ritz H-G. SGB IX – Kommentar und Praxishandbuch.
     Sankt Augustin, Asgard-Verlag 2006.
[23] Schneekloth U, Wahl HW (Hg.). Möglichkeiten und Grenzen selbständiger Lebensführung in
     privaten Haushalten (MuG III), Repräsentativbefunde und Vertiefungsstudien zu häuslichen
     Pflegearrangements, Demenz und professionellen Versorgungsangeboten, Integrierter
     Abschlussbericht im Auftrag des Bundesministeriums für Familie, Senioren, Frauen und Jugend.
     München, BMFSFJ, 2005.
[24] Schneekloth U. Hilfe- und Pflegebedürftige in Alteneinrichtungen 2005, Schnellbericht zur
     Repräsentativerhebung im Forschungsprojekt „Möglichkeiten und Grenzen selbständiger
     Lebensführung in Einrichtungen" (MuG IV) im Auftrag des Bundesministeriums für Familie,
     Senioren, Frauen und Jugend. München, BMFSFJ, 2006.

[25] European Commission. Long-term care in the European Region. Brüssel, Employment, Social Affairs and Equal Opportunities DG, 2008.
[26] Wingenfeld K, Büscher A, Schaeffer D. Recherche und Analyse von Pflegebedürftigkeitsbegriffen und Einschätzungsinstrumenten, Studie im Rahmen des Modellprogramms nach § 8, Abs. 3 SGB XI im Auftrag der Spitzenverbände der Pflegekassen. Bielefeld, IPW, 2007.
[27] Tsutsui T, Muramatsu N. Care-needs certification in the Long-term care insurance system of Japan. Journal of the American Geriatrics Society, 2005, 53, 3, 522–527.
[28] Matsumoto K. Reformen der sozialen Sicherungssysteme in Japan und Deutschland angesichts der alternden Gesellschaft, Studien aus dem Max-Planck-Institut für ausländisches und internationales Sozialrecht 39. Baden-Baden, Nomos Verlag, 2007.
[29] Brody EM. Parent care as a normative family stress. The Gerontologist, 1985, 25, 1, 19–29
[30] Nolan M, Grant G, Keady J. Supporting family carers: a facilitative model for community nursing practice. In: McIntosh J, ed., Research Issues in Community Nursing. Houndmills, Macmillan Press, 1999, 177–201.
[31] OECD. The OECD health project, Long-term care for older people. Paris, OECD Publishing, 2005
[32] Büscher A, Wingenfeld K. Pflegebedürftigkeit und Pflegeleistungen. In: Drähter H, Jacobs K, Rothgang H (Hg.). Fokus Pflegeversicherung – Nach der Reform ist vor der Reform. Bonn, KomPart, 2009, 257–281.
[33] MISSOC-Gegenseitiges Informationssystem für soziale Sicherheit, Vergleichende Tabellen-Datenbank. Verfügbar unter: http://www.missoc.org/MISSOC/INFORMATIONBASE/COMPARATIVETABLES/MISSOCDATABASE/comparativeTableSearch_de.jsp (abgerufen am 19.02.2014)
[34] Wingenfeld K. Soziale Absicherung des Pflegerisikos im europäischen Vergleich. In: Gaertner T, Gansweid B, Gerber, H, Schwegler F, Heine U (Hg.). Die Pflegeversicherung, Handbuch zur Begutachtung, Qualitätsprüfung, Beratung und Fortbildung. Berlin, De Gruyter, 2014, 15–28.
[35] WHO. Key policy issues in long-term care. Genf, World Health Organization, 2003.
[36] Bundesministerium für Gesundheit. Bericht des Beirats zur Überprüfung des Pflegebedürftigkeitsbegriffs. Berlin, BMG, 2009.
[37] Bundesministerium für Gesundheit. Umsetzungsbericht des Beirats zur Überprüfung des Pflegebedürftigkeitsbegriffs. Berlin, BMG, 2009.
[38] Bundesministerium für Gesundheit. Bericht des Expertenbeirats zur konkreten Ausgestaltung des Pflegebedürftigkeitsbegriffs. Berlin, BMG, 2013.
[39] Wingenfeld K, Büscher A, Gansweid B. Das neue Begutachtungsassessment zur Feststellung von Pflegebedürftigkeit, Studie im Rahmen des Modellprogramms nach § 8, Abs. 3 SGB XI im Auftrag der Spitzenverbände der Pflegekassen. Bielefeld, IPW, 2008.
[40] Meleis, Al. Theoretical nursing, Development & progress. New York, Lippincott, 1991.
[41] Abdellah FG, Beland IL. Patient-centered approaches to nursing. New York, Macmillan Press, 1960.
[42] Henderson V. Basic principles of nursing care. London, International Council of Nurses, 1960
[43] Henderson V. Das Wesen der Pflege. In: Schaeffer D, Moers M, Steppe H, Meleis, Al (Hg.). Pflegetheorien, Beispiels aus den USA. Bern, Huber Verlag, 1997, 39–54.
[44] Orem DE. The self care deficit theory of nursing: A general theory. In: Clements I, Roberts F (Hg.). Family health: A theoretical approach to nursing care. New York, Wiley, 1983.
[45] Orem DE. Eine Theorie der Pflegepraxis. In: Schaeffer D, Moers M, Steppe H, Meleis, Al (Hg.). Pflegetheorien, Beispiels aus den USA. Bern, Huber Verlag, 1997, 85–96.
[46] Corbin J, Strauss A. Ein Pflegemodell zur Bewältigung chronischer Krankheit. In: Woog P (Hg.). Chronisch Kranke pflegen, Das Corbin-Strauss-Modell. Wiesbaden, Ullstein Mosby, 1998, 1–30.
[47] Corbin J, Strauss A. Weiterleben lernen. Bern, Huber Verlag, 2003.

[48] Mager H-C. Pflegebedürftigkeit: Dimensionen und Determinanten. In: Eisen R, Mager H-C (Hg.). Pflegebedürftigkeit und Pflegeversicherung in ausgewählten Ländern. Opladen, Leske + Budrich, 1999, 29–77.

[49] Gansweid B, Wingenfeld K, Büscher A. Entwicklung eines neuen Begutachtungsassessments. In: In: Gaertner T, Gansweid B, Gerber, H, Schwegler F, Heine U (Hg.). Die Pflegeversicherung, Handbuch zur Begutachtung, Qualitätsprüfung, Beratung und Fortbildung. Berlin, De Gruyter, 2014, 279–289.

Nach der in Kapitel 2 erfolgten begrifflichen und konzeptionellen Annäherung an den Begriff der Pflegebedürftigkeit geht es in diesem Kapitel um die Auseinandersetzung mit der Bedeutung der Pflegebedürftigkeit aus der Perspektive der pflegebedürftigen Menschen und ihrer Angehörigen. Diese Auseinandersetzung erfolgt aus zwei unterschiedlichen Perspektiven. Zuerst wird auf der Basis einiger Zahlen aus der Pflegestatistik etwas zur Verbreitung und zum Ausmaß der Pflegebedürftigkeit gesagt. Im zweiten Teil dieses Kapitels geht es dann um die individuellen Auswirkungen und Wahrnehmungen der Pflegebedürftigkeit.

## 3.1 Pflegebedürftigkeit in Zahlen

Mit Einführung der Pflegeversicherung wurde in Deutschland eine Rechtsgrundlage für eine regelmäßig erscheinende Pflegestatistik geschaffen, über die es möglich ist, verlässliche Zahlen zur Pflegebedürftigkeit zu erhalten und Entwicklungen über die Zeit nachzuverfolgen. Die Pflegestatistik wird seit 1999 alle zwei Jahre vom Statistischen Bundesamt und den Statistischen Ämtern der Länder durchgeführt [1]. Für die Aussagen zur Pflegebedürftigkeit ist der geltende Begriff der Pflegebedürftigkeit in der Pflegeversicherung maßgebend. Abb. 3.1 zeigt die Eckdaten der Pflegestatistik für das Jahr 2011.

2011 waren ca. 2,5 Mio. Menschen in Deutschland pflegebedürftig. 70 % aller pflegebedürftigen Menschen werden zu Hause versorgt und 30 % in Pflegeheimen. In der häuslichen Versorgung sind es in erster Linie (etwa zu zwei Dritteln) die pflegenden Familienangehörigen, die Pflegeaufgaben übernehmen. Zu einem Drittel nehmen die zu Hause versorgten Pflegebedürftigen die Hilfe eines ambulanten Pflegedienstes in Anspruch. Die nächste Zeile der Tabelle zeigt, dass die Verteilung der Pflegebedürftigen nach Pflegestufen in den einzelnen Versorgungsbereichen nicht homogen erfolgt, sondern dass sich deutliche Muster abzeichnen. Bei der häuslichen Pflege durch Angehörige sind es vorrangig Pflegebedürftige in der Pflegestufe I, die auf diese Weise versorgt werden. Immerhin noch ein gutes Viertel ist in die Pflegestufe II eingestuft und deutlich weniger als 10 % in der Pflegestufe III. Mit der Schwere der Pflegebedürftigkeit erhöht sich die Wahrscheinlichkeit, professionelle Dienstleistungen in Anspruch zu nehmen. In der stationären Versorgung in Pflegeheimen liegt der Anteil der Pflegebedürftigen in der Pflegestufe I bei unter 40 % und derjenigen in der Pflegestufe III bei mehr als 20 %. Zusammen mit dem ebenfalls hohen Anteil von Pflegebedürftigen in der Pflegestufe II in Pflegeheimen zeigt sich, dass die stationäre Versorgung vor allem dann gewählt wird, wenn die Intensität der Pflegebedürftigkeit zunimmt. Auf die Charakteristiken der einzelnen Versorgungsformen wird in

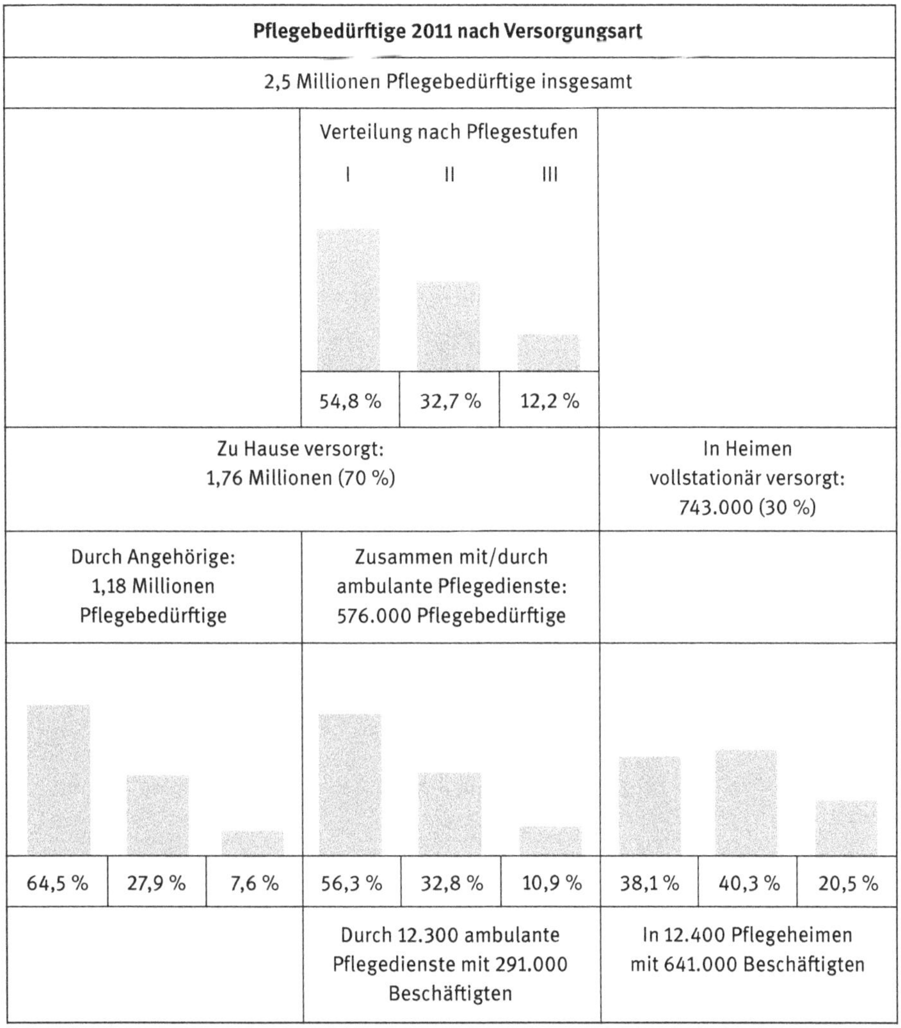

| Pflegebedürftige 2011 nach Versorgungsart | | |
|---|---|---|
| 2,5 Millionen Pflegebedürftige insgesamt | | |

Verteilung nach Pflegestufen

| I | II | III |
|---|---|---|
| 54,8 % | 32,7 % | 12,2 % |

| Zu Hause versorgt: 1,76 Millionen (70 %) | In Heimen vollstationär versorgt: 743.000 (30 %) |
|---|---|
| Durch Angehörige: 1,18 Millionen Pflegebedürftige — Zusammen mit/durch ambulante Pflegedienste: 576.000 Pflegebedürftige | |

| 64,5 % | 27,9 % | 7,6 % | 56,3 % | 32,8 % | 10,9 % | 38,1 % | 40,3 % | 20,5 % |
|---|---|---|---|---|---|---|---|---|

| | Durch 12.300 ambulante Pflegedienste mit 291.000 Beschäftigten | In 12.400 Pflegeheimen mit 641.000 Beschäftigten |

Abb. 3.1  Eckdaten der Pflegestatistik, eigene Darstellung auf Basis der Zahlen des Statistischen Bundesamtes (2013)

Kapitel 4 noch intensiver eingegangen. Abschließend gibt diese Tabelle noch einen Überblick über die Anzahl der Anbieter ambulanter und stationärer Pflegeleistungen in Deutschland und die beeindruckende Zahl der in diesem Sektor Beschäftigten.

Tab. 3.1 zeigt die Entwicklungen der wesentlichen Eckdaten der Pflegeversicherung der vergangenen zehn Jahre seit 2003. In der rechten Spalte ist die Entwicklung der Zahlen in Prozent angegeben. Es zeigt sich, dass es in allen wesentlichen Eckdaten kontinuierliche Steigerungen gibt. Die Zahl pflegebedürftiger Menschen ist um 20 % gestiegen. Der zu Hause versorgte Anteil um etwa 22 % und der im Pflegeheim versorgte Anteil um 16 %. Das Verhältnis zwischen ambulant und stationär versorgten Pflegebedürftigen ist in etwa gleich geblieben. Auch die Zahl der Anbieter ambulanter und stationärer Pflegeleistungen hat sich erheblich erhöht – allerdings in umgekehrter Relation: die Zahl der ambulanten Pflegedienste hat sich um 16 %, die Zahl der Pflegeheime um knapp 28 % erhöht. Die größten Steigerungsraten sind jedoch im Bereich der Beschäftigten in der ambulanten und stationären Pflege zu verzeichnen. So stieg der Anteil der Beschäftigten in den Pflegeheimen um knapp 30 % und in den ambulanten Pflegediensten um knapp 45 %. Die Zahlen belegen eindrücklich, in welcher Geschwindigkeit das Thema Pflegebedürftigkeit in seiner Bedeutung innerhalb der Gesellschaft mehr und mehr Raum verlangt. Wie in Kapitel 1 bereits angesprochen, ist das Ende dieser Entwicklung noch nicht erreicht, sondern es kann vermutet werden, dass die Steigerungsraten in allen Punkten konstant bleiben.

Tab. 3.1: Entwicklung der Eckdaten der Pflegestatistik 2003–2011 (Statistisches Bundesamt 2005, 2007, 2008, 2011, 2013)

|  | 2003 | 2005 | 2007 | 2009 | 2011 | Entwicklung 2003–2011 |
|---|---|---|---|---|---|---|
| Pflegebedürftige insgesamt | 2.080.000 | 2.130.000 | 2.250.000 | 2.340.000 | 2.500.000 | +20,2 % |
| Zu Hause versorgt | 1.440.000 (69 %) | 1.450.000 (68 %) | 1.540.000 (68 %) | 1.620.000 (69 %) | 1.760.000 (70 %) | +22,2 % |
| Davon Geldleistung | 987.000 | 980.000 | 1.030.000 | 1.070.000 | 1.180.000 | +19,6 % |
| Davon Sachleistung | 450.000 | 472.000 | 504.000 | 555.000 | 576.000 | +28,0 % |
| Stationär versorgt | 640.000 (31 %) | 677.000 (32 %) | 709.000 (32 %) | 717.000 (31 %) | 743.000 (30 %) | +16,1 % |
| Anzahl Pflegedienste | 10.600 | 11.000 | 11.500 | 12.000 | 12.300 | +16,0 % |
| Beschäftigte | 201.000 | 214.000 | 236.000 | 269.000 | 291.000 | +44,8 % |
| Anzahl Pflegeheime | 9.700 | 10.400 | 11.000 | 11.600 | 12.400 | +27,8 % |
| Beschäftigte | 511.000 | 546.000 | 574.000 | 621.000 | 661.000 | +29,4 % |

Allerdings werden nicht alle Regionen in Deutschland gleichermaßen davon betroffen sein. Die Pflegestatistik erlaubt im Rahmen eines Kreisvergleichs einen Blick in die Entwicklungen der Landkreise und kreisfreien Städte in Deutschland. Darüber lassen sich die regionalen Unterschiede hinsichtlich der Pflegequote, der Bevölkerungsstruktur, der Versorgungsform und der Auslastung der vollstationären Pflege

nachvollziehen. Im Pflegereport der Barmer GEK wurden einige der wesentlichen Entwicklungen zusammengefasst. So stieg die Zahl pflegebedürftiger Menschen in den
ostdeutschen Bundesländern Mecklenburg-Vorpommern und Brandenburg deutlich
stärker an als im Bundesdurchschnitt [6]. Unterschiede finden sich auch in der Art der
Versorgung. Während in Schleswig-Holstein mehr als 40 % der Pflegebedürftigen im
Pflegeheim versorgt wurden, waren es in anderen Bundesländern nur 25 bis 30 % [6].

Aus der individuellen Perspektive ist es von Interesse, etwas über das Risiko zu
erfahren, im eigenen Lebensverlauf pflegebedürftig zu werden. Nach Angaben im
Pflegereport der Barmer GEK [6] liegt die Lebenszeitprävalenz, also der Anteil derjenigen, die in ihrem Leben jemals pflegebedürftig waren, für Frauen bei 66,7 % und
für Männer bei 47 %. Im Pflegereport von 2011 [7] ist diese Zahl für Frauen bereits auf
72 % und für Männer auf 50 % gestiegen. Das bedeutet, dass mehr als zwei Drittel aller
Frauen und die Hälfte aller Männer im Laufe ihres Lebens pflegebedürftig werden.

Auch hinsichtlich der Dauer von Pflegebedürftigkeit finden sich Aussagen im
Pflegereport der Barmer GEK, wobei darauf hingewiesen wird, dass die Berechnungs-
wege zu diesen Zahlen überaus komplex sind und es sich dennoch im Kern um Schätzungen handelt. Vor diesem Hintergrund wird ausgeführt, dass von den 1999 als pflegebedürftig eingestuften Personen Männer im Durchschnitt 37 Monate und Frauen
51 Monate überlebten [7]. In der Regel endet die Pflegebedürftigkeit mit dem Tod des
pflegebedürftigen Menschen. Eine vollständige Wiedergewinnung der beeinträchtigten Selbständigkeit bei einmal eingetretener Pflegebedürftigkeit kommt kaum vor.

## 3.2  Pflegebedürftigkeit in der individuellen Wahrnehmung

Die Annäherung an das Phänomen Pflegebedürftigkeit über Zahlen vermittelt einen
Eindruck von der zunehmenden Größenordnung und Relevanz des Themas innerhalb der Gesellschaft. Hinter den Zahlen verbergen sich jedoch einzelne Menschen,
deren individuelle Situation und deren individuelles Erleben über Zahlen nicht abgebildet werden. Für die individuelle Bewältigung und den professionellen Umgang mit
Pflegebedürftigkeit innerhalb der Gesundheitsberufe ist jedoch die Auseinandersetzung mit dem Einzelfall und mit der individuellen Bedeutung ebenso erforderlich wie
mit der zahlenmäßigen Entwicklung.

### 3.2.1  Merkmale der individuellen Pflegebedürftigkeit

In Kapitel 2 wurde herausgearbeitet, dass für das Vorliegen von Pflegebedürftigkeit
die Beeinträchtigung der individuellen Selbständigkeit und die Abhängigkeit von
personeller Hilfe durch Dritte die zentralen Merkmale sind. Nachfolgend wird konkretisiert, was die Beeinträchtigung der Selbständigkeit in den einzelnen Lebensbereichen (Mobilität, kognitive Beeinträchtigungen, Verhaltensweisen, Selbstver-

sorgung, krankheitsbedingte Anforderungen und Gestaltung des Alltagslebens, s. Kapitel 2.4) bedeutet, die den Vorschlägen zur Neufassung des Begriffs der Pflegebedürftigkeit zugrunde liegen.

Als erste Aktivität ist die Mobilität zu nennen. Eine Beeinträchtigung der selbständigen Mobilität zieht eine Vielzahl von Konsequenzen für das Individuum nach sich. Mobilität kann definiert werden als die Fähigkeit des Menschen zur Fortbewegung über kurze Strecken sowie zur Lageveränderung des Körpers [8]. Sie umfasst damit ein breites Spektrum von Aktivitäten, die von der Fähigkeit, einen Positionswechsel im Bett vorzunehmen bis hin zur eigenständigen Fortbewegung innerhalb der Wohnumgebung und dem Treppensteigen reichen. Eng verbunden mit einer selbständigen Mobilität ist auch die Möglichkeit, außerhäusliche Aktivitäten, wie z. B. das Erledigen von Einkäufen oder den Besuch kultureller Veranstaltungen, durchzuführen.

Einschränkungen der individuellen Mobilität gehen mit einer Reihe schwerwiegender Konsequenzen einher. So ist die individuelle Lebensqualität eingeschränkt, da eigene Entscheidungen nur noch vor dem Hintergrund verfügbarer Unterstützung getroffen werden können. Die Möglichkeiten zur Teilhabe am gesellschaftlichen Leben sind beeinträchtigt, was sich mittelfristig auch auf das psychische Wohlbefinden auswirken kann. Immobilität stellt zudem einen Risikofaktor für viele Folgeprobleme wie das Entstehen von Dekubitus oder Kontrakturen dar.

Dass Immobilität nicht nur die Folge altersphysiologischer Prozesse ist, konnte Zegelin [9] aufzeigen, in dem sie den Prozess beschrieben hat, der dazu führt, dass Menschen bettlägerig werden oder sich zunehmend auf einzelne Aufenthaltsorte beschränken, von denen aus sie sich nur noch sehr eingeschränkt fortbewegen. Dieser Prozess der Ortsfixierung kann durch professionelles Handeln befördert, aber genauso gut auch verhindert werden. Die Bedeutung der individuellen Mobilität zeigt sich nicht zuletzt darin, dass innerhalb des SGB XI die Entwicklung eines Expertenstandards zum Thema Erhaltung und Förderung der Mobilität ausgeschrieben und 2014 vorgelegt wurde [10].

Als zweiter Bereich, in dem das Ausmaß der beeinträchtigten Fähigkeiten zur Abhängigkeit von personeller Hilfe führt, sind die kognitiven und kommunikativen Fähigkeiten. Dazu gehören die Fähigkeit zur Orientierung, Gedächtnisleistungen, das Verstehen und Erkennen von Informationen, Sachverhalten und potentiellen Gefährdungen. Die kommunikativen Fähigkeiten zur Mitteilung elementarer Bedürfnisse oder zur Beteiligung an Gesprächen sind zentrale Voraussetzungen, sich mit anderen Menschen zu verständigen und am gesellschaftlichen Leben teilzunehmen. Beeinträchtigungen kommunikativer und kognitiver Fähigkeiten ziehen daher immer einen hohen Bedarf an personeller Unterstützung nach sich. Dieser steigt in einem erheblichen Ausmaß, wenn zu den kognitiven Beeinträchtigungen noch problematische Verhaltensweisen hinzukommen. Diese werden vielfach auch als herausfordernde Verhaltensweisen bezeichnet [11]. Sie treten vor allem im Zusammenhang mit einer fortschreitenden Demenz auf und können als eine der zentralen Herausforderungen in der Pflege bezeichnet werden.

Bestimmte Verhaltensweisen, wie z. B. die Verweigerung der Nahrungsaufnahme, der Beschädigung von Gegenständen oder aggressives Verhalten verursachen einen Bedarf an personeller Hilfe, da sie oftmals das Risiko der Selbstverletzung oder der Gefährdung und Beeinträchtigung anderer nach sich ziehen [8]. Andere Verhaltensweisen sind auf psychische Problemlagen zurückzuführen. Dazu gehören beispielsweise Angstzustände, Verwirrtheitszustände oder Antriebslosigkeit. Auch diese Verhaltensweisen können in der Regel nicht autonom bewältigt werden, sondern bedürfen der personellen Hilfe.

Besonders deutlich wird die beeinträchtigte Selbständigkeit auch im Bereich der Selbstversorgung, der Aktivitäten der Körperpflege, Ernährung, Bekleidung und der Ausscheidung umfasst. Wie im Kapitel 2 gezeigt werden konnte, war es vor allem der Unterstützungsbedarf in diesen Alltagsaktivitäten, der dazu beigetragen hat, den Fokus einer rein krankheitsspezifischen Betrachtung zu erweitern und auch die Konsequenzen einer Krankheit für die alltäglichen Lebensvollzüge in den Blick zu nehmen. Aus der individuellen Perspektive wird die Abhängigkeit von personeller Hilfe in diesen Alltagsaktivitäten besonders deutlich.

Da Pflegebedürftigkeit zwar nicht mit Krankheit gleichzusetzen ist, jedoch oftmals als Folge chronischer Krankheit entsteht, kommt der individuellen Selbständigkeit im Umgang mit krankheitsbedingten Anforderungen eine hohe Bedeutung zu. Die Fähigkeit, die aus einer Erkrankung resultierenden Anforderungen eigenständig zu bewältigen, ist ein weiterer entscheidender Faktor für den Bedarf und das Ausmaß an personeller Hilfe. Zu den Anforderungen gehören beispielsweise die eigenständige Einnahme von Medikamenten oder die Bestimmung von Vitalzeichen. Auch die Versorgung chronischer Wunden oder die Durchführung therapeutischer Maßnahmen können erforderlich werden.

Nicht zuletzt wird die individuelle Selbständigkeit bestimmt durch die Fähigkeit zur Gestaltung des Alltagslebens, zu außerhäuslichen Aktivitäten und zur Haushaltsführung [12]. Dieser Bereich umfasst die Einhaltung eines ausbalancierten Tag-Nacht-Rhythmus, die Fähigkeit, sich zu beschäftigen oder mit anderen in Kontakt zu treten, die Fähigkeit, den eigenen Haushalt zu führen (Einkaufen, Mahlzeiten zubereiten, mit Geld umgehen) sowie sich außerhalb der eigenen Wohnumgebung zu bewegen (z. B. durch die Nutzung öffentlicher Verkehrsmittel).

## 3.2.2 Selbständigkeit und Selbstbestimmung

Alle genannten Aspekte charakterisieren aus der individuellen Perspektive das Vorliegen von Pflegebedürftigkeit. In der Regel treten Beeinträchtigungen nicht in allen Bereichen gleichzeitig auf, aber jeder Bereich für sich genommen verdeutlicht die Problematik der eingeschränkten Selbständigkeit.

Die Gesamtproblematik ist aus unterschiedlichen Perspektiven Gegenstand wissenschaftlicher Auseinandersetzungen gewesen [13]. Sie wurde individualpsychologisch als Autonomieverlust und Identitätsbedrohung beschrieben, sozialpsychologisch unter dem Aspekte der Störung von Beziehungen und Kontinuitäten betrachtet und soziologisch vor dem Hintergrund sozialer Stigmatisierung und Deklassierung analysiert. Auch politisch ist die Beeinträchtigung der individuellen Selbständigkeit als zentrales Merkmal der Pflegebedürftigkeit erkannt worden und entsprechend sind die Selbstbestimmung und der Erhalt der Selbständigkeit zu einer zentralen Norm der Pflegeversicherung in § 2 SGB XI geworden.

Dennoch sind es gerade Verletzungen der Selbstbestimmung und Folgeprobleme der beeinträchtigten Selbständigkeit, die immer wieder zu öffentlicher Aufmerksamkeit für das Thema Pflege führen. So kommt es wiederkehrend zu Berichten über Gewalt und Misshandlungen alter und pflegebedürftiger Menschen. Mittlerweile hat sich sogar das Deutsche Institut für Menschenrechte mit der Situation älterer Menschen in der Pflege befasst und gelangt zu der Schlussfolgerung, dass es strukturelle menschenrechtliche Defizite gibt, die elementare Lebensbereiche pflegebedürftiger Menschen betreffen [14]. In jüngster Zeit sorgt eine juristische Dissertationsschrift für Aufmerksamkeit, in der gefordert wird, per Verfassungsbeschwerde gegen die strukturelle Vernachlässigung der Situation alter und pflegebedürftiger Menschen vorzugehen [15].

Von anderer Stelle wird darauf hingewiesen, dass auch soziale Faktoren Einfluss auf das Ausmaß der individuellen Selbständigkeit nehmen können und dass Fragen der sozialen Eingebundenheit und der Verfügbarkeit über ökonomisches, soziales und kulturelles Kapital Auswirkungen auf die Möglichkeiten zur individuellen Autonomie und Selbstbestimmung haben [16, 17].

All diese Aspekte haben dazu geführt, dass nach der Einführung der Pflegeversicherung weitere Maßnahmen ergriffen wurden, um die Rechte pflegebedürftiger Menschen zu stärken. Zu nennen sind in diesem Zusammenhang die Aufnahme der guten Versorgung pflegebedürftiger Menschen im Rahmen des Nationalen Gesundheitsziels „Gesund älter werden" [18] und die Verabschiedung der viel beachteten Charta der Rechte hilfe- und pflegebedürftiger Menschen [19]. Die in der Charta niedergelegten Rechte (Tab. 3.2) zeigen Anknüpfungspunkte zur Verwirklichung der Rechte pflegebedürftiger Menschen auf.

Bereits seit einiger Zeit erhält die Diskussion um den gesellschaftlichen Umgang mit der Pflegebedürftigkeit eine neue Dimension. Ging es lange um die Frage der angemessenen Versorgung, so stehen zunehmend Fragen der gesellschaftlichen Teilhabe im Raum. Darin reflektiert sich ein Verständnis, dass nicht nur die Sicherstellung der elementaren Grundbedürfnisse zur Zielsetzung erhebt, sondern auch die Beteiligung alter und pflegebedürftiger Menschen am gesellschaftlichen Leben und an gesellschaftlichen Prozessen zu gewährleisten sucht.

Es existieren mittlerweile eine Vielzahl von Ansatzpunkten, über die versucht wird, der Selbstbestimmung und Teilhabe mehr Raum zu geben. Eine Vielzahl davon ist dem Bereich des Wohnens zugeordnet. Die klassische Aufteilung in ambulante und stationäre Versorgung bildet zwar nach wie vor den Großteil der Versorgungsarrangements ab. Sie werden jedoch mittlerweile substantiell ergänzt durch vielfältige

Tab. 3.2: Artikel der Charta der Rechte hilfe- und pflegebedürftiger Menschen (BMFSFJ/ BMG 2010)

| Artikel | Inhalt |
|---------|--------|
| Artikel 1: Selbstbestimmung und Hilfe zur Selbsthilfe | Jeder hilfe- und pflegebedürftige Mensch hat das Recht auf Hilfe zur Selbsthilfe sowie auf Unterstützung, um ein möglichst selbstbestimmtes und selbständiges Leben führen zu können. |
| Artikel 2: Körperliche und seelische Unversehrtheit, Freiheit und Sicherheit | Jeder hilfe- und pflegebedürftige Mensch hat das Recht, vor Gefahren für Leib und Seele geschützt zu werden. |
| Artikel 3: Privatheit | Jeder hilfe- und pflegebedürftige Mensch hat das Recht auf Wahrung und Schutz seiner Privat- und Intimsphäre. |
| Artikel 4: Pflege, Betreuung und Behandlung | Jeder hilfe- und pflegebedürftige Mensch hat das Recht auf eine an seinem persönlichen Bedarf ausgerichtete, gesundheitsfördernde und qualifizierte Pflege, Betreuung und Behandlung. |
| Artikel 5: Information, Beratung und Aufklärung | Jeder hilfe- und pflegebedürftige Mensch hat das Recht auf umfassende Information über Möglichkeiten und Angebote der Beratung, der Hilfe, der Pflege sowie der Behandlung. |
| Artikel 6: Kommunikation, Wertschätzung und Teilhabe an der Gesellschaft | Jeder hilfe- und pflegebedürftige Mensch hat das Recht auf Wertschätzung, Austausch mit anderen Menschen und Teilhabe am gesellschaftlichen Leben. |
| Artikel 7: Religion, Kultur und Weltanschauung | Jeder hilfe- und pflegebedürftige Mensch hat das Recht, seiner Kultur und Weltanschauung entsprechend zu leben und seine Religion auszuüben. |
| Artikel 8: Palliative Begleitung, Sterben und Tod | Jeder hilfe- und pflegebedürftige Mensch hat das Recht, in Würde zu sterben. |

neue Wohnformen wie das betreute Wohnen, die Senioren-WG, die Pflegewohngemeinschaft, das Mehrgenerationenwohnen und anderes mehr. Allen Wohnformen ist gemeinsam, dass der Versuch unternommen wird, individuelle Selbstbestimmung trotz bestehender Hilfs- und/ oder Pflegebedürftigkeit zu gewährleisten. Da das Wohnen den zentralen Ort der Lebenswelt der Menschen bildet, erhält es über diese Ansätze einen zentralen Stellenwert für die Versorgung und die Möglichkeiten der Teilhabe [20].

---

Bei Pflegebedürftigkeit geht es nicht nur um die Sicherstellung der Befriedigung von Grundbedürfnissen, sondern auch um Selbstbestimmung und gesellschaftliche Teilhabe **!**

---

Das gleiche Ziel wird den technischen Unterstützungsmöglichkeiten im Alter und bei Pflegebedürftigkeit zugesprochen. Neben der Telemedizin, die sich vorrangig der medizinischen Diagnostik und Therapie widmet, hat sich unter der Bezeichnung des Ambient Assisted Living oder der altersgerechten Assistenzsysteme für ein unabhängiges Leben im Alter eine Vielzahl an Produkten entwickelt, die zu einer Förderung der Autonomie und Sicherheit im Alter beitragen sollen. Die Produkte umfassen Erinnerungs- und Orientierungshilfen, Anwendungen zur Kommunikation, Sensorsysteme und anderes mehr [21].

Auch auf der professionellen Ebene hat es Entwicklungen gegeben, die dem Gedanken der Selbstbestimmung und Teilhabe Rechnung tragen. In den für die Qualitätsentwicklung in der Pflege wichtigen Expertenstandards ist mittlerweile nicht mehr nur die Rede davon, dass Maßnahmen professionell zu planen, sondern dass sie gemeinsam mit dem pflegebedürftigen Menschen zu entwickeln und zu vereinbaren sind [22]. Es geht also ausdrücklich um die Aushandlung und Verständigung, in die der pflegebedürftige Mensch und seine Angehörigen einbezogen werden. Die Qualität der Aushandlung und Vereinbarung wird mittlerweile gerade im Bereich der Langzeitpflege auch als Kriterium für Pflegequalität bewertet [23].

Ein recht weit gehender Vorschlag zu einer grundlegenden Strukturreform zur Teilhabe und Pflege wurde 2013 vorgelegt [24]. Dieser Ansatz geht davon aus, dass nur durch umfassende Strukturreformen der Schutz vulnerabler (in diesem Fall pflegebedürftiger) Personen gewährleistet werden kann. Gefordert wird dazu eine Neuordnung des derzeit weitgehend in einzelne Sektoren aufgeteilten Versorgungssystems.

Ebenfalls auf das professionelle Handeln zielen Ansätze zur Gesundheitsförderung in der Langzeitpflege [25, 26], die sich auch im Nationalen Gesundheitsziel „Gesund älter werden" [18] wiederfinden. Auch dabei geht es um die Minderung bzw. Überwindung der Abhängigkeit von personeller Hilfe. Der Fokus liegt jedoch in den Chancen professionellen Handelns und es wird danach geschaut, wie im Rahmen eines auf Beeinträchtigungen und Defizite orientierten Systems gesundheitsförderliches Handeln aussehen kann, dass den Bedürfnissen der damit angesprochenen Zielgruppe gerecht wird und wie eine wirksame Prävention gegen eine weitere Steigerung der personellen Abhängigkeit betrieben werden kann. Gesundheitsförderliche Maßnahmen sind den Bereichen Bewegungsförderung, Ernährung und Stärkung der Gesundheitsressourcen zuzuordnen. Als präventive Aufgaben können benannt werden [25]:

- Verbesserung des gesundheitlichen Monitorings zur Vermeidung einer Ausweitung von Pflegebedürftigkeit,
- Identifizierung und Verringerung von Gesundheitsrisiken (z. B. in Umwelt- und Umgebungsbedingungen oder bei Medikamentenregimen),
- Stabilisierung der gesundheitlichen Situation und Verhinderung vorzeitiger oder vermeidbarer Abwärtsentwicklungen,
- Begrenzung sozialer Vulnerabilität durch Berücksichtigung des sozialen Netzes und die Stärkung verbliebener sozialer Netze (s. auch Kapitel 3.4),
- Health Literacy (Stärkung der Fähigkeit zum Umgang mit gesundheitsbezogenen Informationen) und Patientenedukation,
- Wohlbefindensarbeit, also die Berücksichtigung der subjektiven Befindlichkeit.

Die Fragen der gesundheitsförderlichen und präventiven professionellen Haltung in der Langzeitversorgung werden in Zukunft neben der strukturellen Frage nach der Sicherung von gesellschaftlicher Teilhabe für pflegebedürftige Menschen zu den wesentlichen Herausforderungen im Umgang mit Pflegebedürftigkeit gehören.

## 3.3 Pflegebedürftigkeit als Tabu

Die vorhergehenden Ausführungen haben gezeigt, wie vielfältig der Aspekt der individuell beeinträchtigten Selbständigkeit ist, was er für das Individuum bedeutet und welche Vorstellungen und Maßnahmen diskutiert und ergriffen werden, um die individuelle Selbstbestimmung zu fördern. Diese Maßnahmen setzen jedoch voraus, dass es gelingt, über die Beeinträchtigungen zu kommunizieren und sich mit anderen darüber auseinander zu setzen. Genau dabei besteht jedoch eine Reihe von Herausforderungen und Hindernissen, die nachfolgend angesprochen werden sollen.

Trotz der zunehmenden gesellschaftlichen Diskussion über Fragen der Pflegebedürftigkeit besteht nach wie vor eine große Sprachlosigkeit, wenn es um die zwischenmenschliche Interaktion zu den unmittelbaren Ausprägungen der Pflegebedürftigkeit geht. Diese finden immer noch weitgehend im Verborgenen statt und sind für Außenstehende kaum zugänglich. Eine mögliche Ursache mag darin liegen, dass viele der Beeinträchtigungen mit dem Körper des Menschen zu tun haben und die Auseinandersetzungen mit dem Körper oder Leib vor allem kulturell geprägt sind.

Die britische Sozialwissenschaftlerin Twigg [27, 28] hat sich intensiv mit diesen Fragen beschäftigt und konnte aufzeigen, dass der Umgang mit und die Pflege des eigenen Körpers seit jeher eine sehr individuelle Angelegenheit ist. Auch Fragen des Körperbildes, der Attraktivität des Körpers und des Zusammenhangs von Körperbild und Identität sind vorrangig individueller Natur. Körperfunktionen werden individuell so lange als selbstverständlich und der Öffentlichkeit entzogen betrachtet bis sie nicht mehr in gewohnter Art und Weise zur Verfügung stehen und Hilfestellungen anderer Personen erforderlich sind. Vor diesem Hintergrund ist die individuelle Leiblichkeit eng mit der eigenen Privat- und Intimsphäre verbunden. Die Fähigkeit, selbständig die eigene Tür zu schließen und andere auszuschließen, ist eine wichtige Voraussetzung für eine eigene Privat- und Intimsphäre.

Pflegebedürftigkeit bedeutet, dass oftmals die Privat- und Intimsphäre gegenüber anderen weiter geöffnet werden muss als es freiwillig geschehen würde. In dem sich anschließenden Geschehen zwischen einem pflegenden und einem gepflegten Menschen geht es daher auch nie lediglich um die korrekte Durchführung von Handlungen und Pflegemaßnahmen, sondern das Zusammentreffen hat eine weitreichende zwischenmenschliche Dimension. Nach Twigg [27] stellt die sorgende oder pflegende Tätigkeit (Caring) die Bedürfnisse und Gefühle des Pflegeempfängers in den Vordergrund, verlässt sich auf Empathie und reagiert nicht auf abstrakte Regeln oder Prinzipien, sondern auf die spezifischen Bedingungen der jeweiligen Situation.

Es lässt sich unschwer vorstellen, wie emotional die Reaktion ausfallen kann, wenn Menschen feststellen, dass sie in bislang als intim und privat betrachteten Bereichen ihres Lebens auf die Hilfe anderer angewiesen sind. Dies umso mehr als dass sich das Pflegegeschehen um die negativen Aspekte des Körpers dreht, die Grenzenlosigkeit, mit der sich die moderne Gesellschaft nicht befassen möchte [27]. Pflegeprozesse befassen sich jedoch mit dem Berühren, Manipulieren und Einschätzen des Körpers anderer Menschen, entziehen diese somit der Privatsphäre. Der öffentlichen Auseinandersetzung bleiben sie zwar entzogen, aber auf der zwischenmenschlichen Ebene werden Grenzen überschritten. Gröning [29] verwendet unter Bezugnahme auf Goffmann für einen bestimmten Typus der Interaktion zwischen pflegebedürftigen Menschen und ihren Helfern den Begriff der Entweihung, worunter sie ritualisierte, aber auch unbeabsichtigte Zerstörungen des Selbstbildes versteht. Die Zerstörung des positiven Selbstbildes kann dabei sowohl auf Seiten des pflegebedürftigen Menschen wie auf Seiten der helfenden oder pflegenden Person erfolgen. Sie kann erfolgen mittels Gewalt, Verachtung oder Schmutz. Auch Twigg [27] verwendet den Begriff Schmutz („dirt") zur Beschreibung wichtiger Teile der Pflegearbeit.

Emotional kann die Abhängigkeit von personeller Hilfe vielfältige Auswirkungen haben [29]. Sie kann mit der Angst einhergehen, was das Eindringen in die Privatsphäre durch Andere mit sich bringen kann. Die eigene Verletzlichkeit wird schmerzlich bewusst. Dieser Gedanke kann ebenso zu Trauer oder Scham führen. Über das Gefühl der Scham wird selten offen kommuniziert. Vielmehr findet sie ihren Niederschlag in Gefühlen der Wut, Verzweiflung oder Trauer. Alle diese Gefühle sind bei Pflegebedürftigkeit immer in der interaktiven Perspektive zu betrachten. Sie sind problematisch für den alten und pflegebedürftigen Menschen, aber auch für die professionellen oder familiären Helfer, die ebenso mit ihren Gefühlen angesichts der Situation lernen müssen, umzugehen.

Auf Seiten der helfenden Personen, sei es innerhalb der Familie oder aus professioneller Perspektive werden Fragen der Körperarbeit (bodywork) [27] ebenso wenig offen angesprochen und thematisiert. Gefühle des Ekels und der Scham angesichts des Umgangs mit Gerüchen, Körperausscheidungen und körperlichen Erscheinungen finden kaum einen Raum, um mitgeteilt oder gar aufgefangen werden zu können. Die unmittelbare Körperarbeit wird in der Regel auch als niedrige Tätigkeit wahrgenommen. Der berufliche Status in der gesundheitlichen und pflegerischen Versorgung steigt mit der Distanz zu den negativen Körperaspekten. Offensichtlich ist dies in der ärztlichen Diagnostik und Therapie. Zu beobachten ist diese Tendenz jedoch auch in der Pflege, in der die mit einem höheren Status verbundenen Tätigkeiten in der Forschung, dem Management oder der Ausbildung keine Körperarbeit erfordern. Genau dieser Aspekt scheint auch einer in Zukunft wieder stärker körper- oder leiborientierten Pflege entgegenzustehen, da die Berufsgruppe den Ausweg aus den vielfältigen moralischen Ansprüchen in der Distanz zur Person des pflegebedürftigen Menschen zu suchen scheint [30].

Interessanterweise hat sich die Tabuisierung des Körpers oder Leibes bis in die pflegewissenschaftliche Theoriebildung fortgesetzt [31]. In vielen der Theorien wird der Körper lediglich als Funktionseinheit angesehen. Der für das Pflegehandeln alltägliche Umgang mit dem Körper und die dabei vorgenommenen Grenzüberschreitungen werden in den theoretischen Ansätzen übersehen und die Pflegenden werden entsprechend damit allein gelassen. Die gesellschaftliche Tabuisierung findet also ihre Fortsetzung in der wissenschaftlichen Theoriebildung. Dieser Umstand ist einerseits nachvollziehbar, zeigt aber andererseits auf, dass es in einem zentralen Bereich des Umgangs mit Pflegebedürftigkeit noch erheblicher Weiterentwicklungen bedarf.

## 3.4  Pflegebedürftigkeit und Familie

Aus den Zahlen der Pflegestatistik am Beginn dieses Kapitels wird deutlich, dass der größte Teil der Versorgung pflegebedürftiger Menschen in Deutschland durch Familienmitglieder erbracht wird. Bereits in den 1980er Jahren wies die amerikanische Gerontologin Brody [32] darauf hin, dass die Familien die zunehmenden Anforderungen in der Langzeitpflege schneller, flexibler und effektiver bewältigt haben als die Gesundheitsberufe. Allerdings findet dieser Umstand in der öffentlichen Diskussion nur bedingt Berücksichtigung. Pflegebedürftigkeit wird als vorrangig individuelles Phänomen wahrgenommen und die Familienmitglieder pflegebedürftiger Menschen erscheinen erst dann im Blickfeld, wenn ihre als selbstverständlich angenommene Verfügbarkeit zur Sicherstellung der Pflege oder zur Unterstützung professioneller Pflege- und/ oder Behandlungsprozesse nicht mehr gewährleistet ist.

Faktisch ist jedoch immer die gesamte Familie bzw. das gesamte soziale Netzwerk des pflegebedürftigen Menschen von der Pflegebedürftigkeit betroffen, da die Abhängigkeit von personeller Hilfe, die ja die Pflegebedürftigkeit charakterisiert, von den Personen im unmittelbaren Umfeld sehr deutlich wahrgenommen wird und ihnen unmittelbare Reaktionen abverlangt. An dieser Stelle erfolgen daher einige Ausführungen zur Wahrnehmung von Pflegebedürftigkeit im familiären Kontext. Dabei geht es weniger um die Unterstützung des pflegebedürftigen Menschen durch Familienangehörige, sondern um die Veränderungen im Gesamtgefüge Familie, wenn ein Mitglied pflegebedürftig wird. Um diese Veränderungen zu verstehen, sind einige Anmerkungen zum Verhältnis von Familie und Gesundheit erforderlich.

---

Pflegebedürftigkeit hat nicht nur Auswirkungen auf das Individuum, sondern auch auf die Familie und die sozialen Beziehungen des pflegebedürftigen Menschen **!**

---

Es erscheint unmittelbar eingängig, dass Familien eine Bedeutung für die individuelle Gesundheit haben und dass sie wichtige Hilfestellungen bei Krankheit und Pflegebedürftigkeit geben. Dennoch ist die professionelle und wissenschaftliche Auseinandersetzung zur Familie in Gesundheit und Krankheit bislang begrenzt [33, 34].

Will man sich der Frage annähern, welche Bedeutung die Familie in diesem Zusammenhang hat, so gilt die erste Frage der Definition von Familie angesichts sich wan-
delnder Familienstrukturen in der Gesellschaft. Neben dem Bild der „biologisch-so-
zialen Einheit mit abgesicherter Rechtsstruktur" [35:626] – also der Vorstellung einer
Lebensform mit zwei oder drei Generationen, die zusammenleben – sind mittlerweile
andere Lebensformen getreten: Alleinwohnende (mit Familienmitgliedern in der
näheren Umgebung), kinderlose Ehen, getrenntes Zusammenleben, nichteheliche
Lebensgemeinschaften, gleichgeschlechtliche Lebensgemeinschaften, Ein-Eltern-Fa-
milien, Stieffamilien, Adoptivfamilien, heterologe Inseminationsfamilien sowie Drei-
und Mehrgenerationenhaushalte [36]. Für die Frage der Auswirkung von Gesundheit
und Krankheit auf die Familie können alle genannten Lebensformen als Familie
betrachtet werden.

Gesundheit, Krankheit und Pflegebedürftigkeit sind immer in einen familiären
Kontext eingebettet, der den Umgang und die Bewältigung erleichtern oder erschweren kann. In positiver Hinsicht kann die Familie wirken, indem sie schützende und
erhaltende Funktionen übernimmt, als Quelle sozialer Unterstützung oder als Ort der
Erholung fungiert sowie zu einem gesundheitsförderlichen Lebensstil beiträgt [35].
Negativ wirkt sich die familiäre Situation aus, wenn die vorhandenen personellen und
finanziellen Ressourcen für die Versorgung von kranken oder pflegebedürftigen Familienmitgliedern nicht ausreichen, die notwendigen Versorgungsleistungen nicht bereit
gestellt werden (können) und es zu innerfamilialen Konflikten, etwa über die Inanspruchnahme von Unterstützungsleistungen, kommt. Zudem können konflikthafte
Familienbeziehungen, gestörte Eltern-Kind-Beziehungen, die Sozialisation gesund-
heitsschädlichen Verhaltens, fehlende Kommunikationskulturen und der plötzliche
Verlust von Familienmitgliedern als gesundheitliches Risiko angesehen werden [33].

Bislang haben sich nur wenige Arbeiten damit beschäftigt, was in der Familie als
Ganzes im Fall chronischer Krankheit und Pflegebedürftigkeit geschieht. Morse und
Johnson [37] beschreiben in ihrem Illness-Konstellation Modell verschiedene Phasen,
die Familienmitglieder im Verlauf einer Krankheit durchlaufen und in denen sie jeweils
in unterschiedlicher Form betroffen sind. Anhand der Stadien der Unsicherheit, der
Zerstörung und der Wiedererlangung des Selbst konnte aufgezeigt, wie sowohl der
erkrankte Mensch als auch seine nächsten Angehörigen die bisherigen Routinen ihres
Lebens in Frage stellen und sich neuen Anforderungen im Umgang mit der Krankheit,
aber auch hinsichtlich der im Familiengefüge bestehenden Rollen stellen müssen.
Anhand der Rollenveränderungen verspüren alle Familienmitglieder die Auswirkungen der Krankheit oder Pflegebedürftigkeit eines einzelnen Familienmitglieds. Es geht
um die Übernahme von Verantwortung und das Treffen von Entscheidungen über ein
zukünftiges Versorgungsarrangement, über die Inanspruchnahme professioneller
Hilfe und den Umgang mit dem sozialen Umfeld. Dieses ist oft nicht bereit und in der
Lage, die tiefgreifenden Veränderungen, die sich innerhalb von Familien abspielen,
in vollem Umfang zu erfassen und dabei eine unterstützende Rolle einzunehmen. Für
die Familien bleibt oftmals nur wenig Zeit, sich auf die neue Situation einzustellen,

da fortwährend Anforderungen im Alltagsleben an sie gestellt werden. Die zentralen Herausforderungen bei chronischer Krankheit, die auch auf Pflegebedürftigkeit übertragen werden können, beschreiben Corbin und Strauss [38] als

- biografische Arbeit, die die Integration der Erkrankung und ihrer Folgen in die persönliche Identität und individuelle Biografie umfasst,
- krankheitsbezogene Arbeit, die auf die Kontrolle von Krankheit und damit zusammenhängenden Symptomen sowie auf die Durchführung therapeutischer Interventionen ausgerichtet ist und
- alltagsbezogene Arbeit, die sich sowohl auf das Berufsleben, das familiäre Leben wie auch die alltäglichen Handlungen zur Aufrechterhaltung der eigenen Existenz und zur Befriedigung von Bedürfnissen erstreckt.

Auch in anderen Studien wird deutlich, wie sehr gesundheitliche Beeinträchtigungen nicht nur das Leben des erkrankten Familienmitglieds, sondern das der gesamten Familie verändern [39]. Entsprechend unterscheidet sich auch die Ausgestaltung eines Pflegearrangements, das durch ein Akutereignis (z. B. einen Schlaganfall) entstanden ist, von einem, das sich in einem schleichenden Prozess entwickelt hat, wie er für die Demenz typisch ist. Andere Arbeiten verdeutlichen die Bedeutung der Familie aus einer soziokulturellen Perspektive und zeigen auf, dass sich familiale Sorgekonzepte aufgrund der ethnischen Zugehörigkeit, der geografischen Herkunft, eines kollektivistischen Familienkonzepts oder einer ständig präsenten Vergangenheit grundlegend unterscheiden können [40, 41].

Als belastend für das gesamte familiäre Gefüge werden verschiedene Aspekte beschrieben. So wirkt die Beziehung zwischen dem pflegebedürftigen Menschen und den anderen Familienmitgliedern einerseits fort, was insbesondere belastend sein kann, wenn diese Beziehung angespannt war und sich nun durch das Abhängigkeitsverhältnis verschärfen kann [42]. Andererseits kann aber auch die Pflegebedürftigkeit dafür verantwortlich sein, dass sich eine vormals gute Beziehung verändert und zu Spannungen führt. Dies kann vor allem der Fall sein, wenn die Pflegebedürftigkeit durch die Auswirkungen einer Demenz bestimmt wird. Der anhaltende Bedarf an Beaufsichtigung und die anhaltende Notwendigkeit, Gefährdungspotenziale für das erkrankte Familienmitglied einzuschätzen und entsprechend zu handeln, ist sehr belastend.

Auch die Notwendigkeit, bei der Pflege die Grenzen der Intimsphäre zu überschreiten, ist, wie in Kapitel 3.3 gezeigt werden konnte, belastend. Die mit einer Krankheit oder Pflegebedürftigkeit einhergehende Unsicherheit ist ein weiterer belastender Faktor. Sämtliche familiären Planungen stehen zur Disposition und sind vom Verlauf des Versorgungsprozesses abhängig. Nicht zuletzt können die Belastungen durch die Versorgung eines erkrankten Familienmitglieds zu einer Verschlechterung oder Gefährdung der Gesundheit anderer Familienmitglieder führen. So machen sich Angehörige berechtigte Sorgen um ihr eigenes Wohlergehen und fragen sich, ob sie den körperlich und emotional anstrengenden Belastungen gewachsen sind. Dabei ist zu berücksichtigen, dass, wie eingangs erwähnt, viele Angehörige älter als 65 Jahre sind und bereits selbst von funktionellen Beeinträchtigungen betroffen sein können. Daneben stellt der eigene Gesundheitszustand auch noch die Frage nach der Stabilität der Pflegesituation. Vor allem im häuslichen Bereich haben viele Angehörige Angst, dass sie eines Tages ‚nicht mehr können' und dadurch ihr erkranktes Familienmitglied zwangsläufig in eine stationäre Einrichtung übersiedeln muss [43].

Trotz der geschilderten Schwierigkeiten soll nicht verschwiegen werden, dass viele Angehörige auch von positiven Aspekten der familiären Versorgung eines erkrankten Familienmitglieds berichten. Diese kann zu einem guten familiären Zusammenhalt führen, der vor der Erkrankung nicht in der Form absehbar war. Und selbst die im Fall einer Demenz in der Regel als belastend erlebten Persönlichkeitsveränderungen des demenziell erkrankten Familienmitglieds müssen nicht notwendigerweise nur als negativ empfunden werden, da sie Seiten an den Menschen offenbaren, die vor der Erkrankung unbekannt oder verschüttet waren [44].

## Literaturverzeichnis

[1]  Statistisches Bundesamt. Pflegestatistik 2011, Pflege im Rahmen der Pflegeversicherung, Deutschlandergebnisse. Wiesbaden, Statistisches Bundesamt, 2013.
[2]  Statistisches Bundesamt. Pflegestatistik 2003, Pflege im Rahmen der Pflegeversicherung, Deutschlandergebnisse. Wiesbaden, Statistisches Bundesamt, 2005.
[3]  Statistisches Bundesamt. Pflegestatistik 2005. Pflege im Rahmen der Pflegeversicherung, Deutschlandergebnisse. Wiesbaden, Statistisches Bundesamt, 2007.
[4]  Statistisches Bundeamt. Pflegestatistik 2007. Pflege im Rahmen der Pflegeversicherung, Deutschlandergebnisse. Wiesbaden, Statistisches Bundesamt, 2008.
[5]  Statistisches Bundesamt. Pflegestatistik 2009. Pflege im Rahmen der Pflegeversicherung, Deutschlandergebnisse. Wiesbaden, Statistisches Bundesamt, 2011.
[6]  Rothgang H, Iwansky R, Müller R, Sauer S, Unger R. Barmer GEK Pflegereport 2010, Schriftenreihe zur Gesundheitsanalyse, Band 5. Schwäbisch Gmünd, Barmer GEK, 2010.
[7]  Rothgang H, Iwansky R, Müller R, Sauer S, Unger R. Barmer GEK Pflegereport 2011, Schriftenreihe zur Gesundheitsanalyse, Band 11. Schwäbisch Gmünd, Barmer GEK, 2011.
[8]  Wingenfeld K, Büscher A, Gansweid B. Das neue Begutachtungsassessment zur Feststellung von Pflegebedürftigkeit, Studie im Rahmen des Modellprogramms nach § 8, Abs. 3 SGB XI im Auftrag der Spitzenverbände der Pflegekassen. Bielefeld, IPW, 2008.
[9]  Zegelin A. „Festgenagelt sein", Der Prozess des Bettlägerigwerdens. Bern, Huber, 2005.
[10] Deutsches Netzwerk für Qualitätsentwicklung in der Pflege (DNQP). Arbeitsunterlagen zur Fachkonferenz zum Expertenstandard nach § 113a SGB XI, Thema: Erhaltung und Förderung der Mobilität in der Pflege. Osnabrück, DNQP, 2014.
[11] Bundesministerium für Gesundheit (Hg.). Rahmenempfehlungen zum Umgang mit herausforderndem Verhalten bei Menschen Demenz in der stationären Altenhilfe. Witten, BMG, 2006.
[12] Wingenfeld K, Büscher A, Schaeffer D. Recherche und Analyse von Pflegebedürftigkeitsbegriffen und Einschätzungsinstrumenten, Studie im Rahmen des Modellprogramms nach § 8, Abs. 3 SGB XI im Auftrag der Spitzenverbände der Pflegekassen. Bielefeld, IPW, 2007.
[13] Mager H-C. Pflegebedürftigkeit: Dimensionen und Determinanten. In: Eisen R, Mager H-C (Hg.). Pflegebedürftigkeit und Pflegeversicherung in ausgewählten Ländern. Opladen, Leske + Budrich, 1999, 29–77.

[14] Aichele V, Schneider J. Soziale Menschenrechte älterer Personen in Pflege. Berlin, Deutsches Institut für Menschenrechte, 2006.

[15] Moritz S. Staatliche Schutzpflichten gegenüber pflegebedürftigen Menschen. Baden-Baden, Nomos, 2013.

[16] Kümpers S, Heusinger J (Hg.). Autonomie trotz Armut und Pflegebedarf? Altern unter Bedingungen von Marginalisierung. Bern, Huber, 2012.

[17] Bauer U, Büscher A (Hg.). Soziale Ungleichheit und Pflege, Beiträge sozialwissenschaftlich orientierter Pflegeforschung. Wiesbaden, VS-Verlag, 2008.

[18] Bundesministerium für Gesundheit (BMG) (Hg.). Nationales Gesundheitsziel „Gesund älter werden", Kooperationsverbund gesundheitsziele.de. Berlin, BMG, 2012.

[19] Bundesministerium für Familie, Senioren, Frauen und Jugend (BMFSFJ), Bundesministerium für Gesundheit (BMG) (Hg.). Charta der Rechte hilfe- und pflegebedürftiger Menschen. Berlin, BMFSFJ, BMG, 2010.

[20] Kremer-Preiß U, Stolarz H. Neue Wohnkonzepte für das Alter und praktische Erfahrungen bei der Umsetzung, Eine Bestandsanalyse. Köln, Kuratorium Deutsche Altershilfe, 2003.

[21] Bundesministerium für Gesundeheit (Hg.). Abschlussbericht zur Studie: Unterstützung Pflege-bedürftiger durch technische Assistenzsysteme. Berlin, BMG; 2013.

[22] DNQP (Hg.). Expertenstandard Sturzprophylaxe in der Pflege, 1. Aktualisierung 2013. Osnabrück, DNQP, 2013.

[23] Büscher A, Klie T, Perspektivenwerkstatt Qualitätsentwicklung und Lebensweltorientierung in der häuslichen Pflege, Abschlussbericht für das ZQP. Berlin, ZQP, 2013.

[24] Hoberg R, Klie T, Künzel A. Strukturreform Teilhabe und Pflege, Politikentwurf für eine nachhaltige Sicherung von Pflege und Teilhabe. Freiburg, AGP Sozialforschung an der EH Freiburg, 2013.

[25] Schaeffer D, Büscher A. Möglichkeiten der Gesundheitsförderung in der Langzeitversorgung. Zeitschrift für Gerontologie und Geriatrie, 2009, 42, 6, 441–451.

[26] Hurrelmann K, Horn A. Das komplementäre Verhältnis von Gesundheitsförderung und Pflege. In: Schaeffer D, Wingenfeld K (Hg.). Handbuch Pflegewissenschaft. Weinheim, Juventa, 2011, 727–743.

[27] Twigg J. Bathing – the Body and Community Care. London, Routledge, 2000.

[28] Twigg J. The Body in Health and Social Care. Hampshire, Palgrave Macmillan, 2006.

[29] Gröning K. Entweihung und Scham, Grenzsituationen in der Pflege alter Menschen. Frankfurt am Main, Mabuse, 1998.

[30] Moers M. Leibliche Kommunikation, Krankheitserleben und Pflegehandeln. Pflege & Gesellschaft, 2012, 17, 2, 111–119.

[31] Moers M, Uzarewicz. Leiblichkeit in Pflegetheorien – eine Relektüre. Pflege & Gesellschaft 2012, 17, 2, 135–148.

[32] Brody E. Parent care as a normative family stress. The Gerontologist, 1985, 21, 5, 471–480.

[33] Schnabel, P-E. Familie und Gesundheit. Weinheim, Juventa, 2001.

[34] Sting S. Gesundheit. In: Ecarius J (Hg.). Handbuch Familie. Wiesbaden, VS-Verlag, 2007, 480–499.

[35] Kolip P, Lademann J. Familie und Gesundheit. In: Hurrelmann K, Laaser U, Razum O (Hg.). Handbuch Gesundheitswissenschaften. Weinheim, Juventa, 2006, 625–652.

[36] Peuckert R. Zur aktuellen Lage der Familie. In: Ecarius J (Hg.). Handbuch Familie. Wiesbaden, VS-Verlag, 2007, 36–56.

[37] Morse JM, Johnson JL (Hg.). The Illness Experience. Dimensions of suffering. Newbury Park, Sage, 1991.

[38] Corbin J, Strauss A. Unending work and care, Managing chronic illness at home. San Francisco, Jossey-Bass Publishers, 1988.

[39] Schaeffer D, Moers M. Bewältigung chronischer Krankheiten – Herausforderungen für die Pflege. In: Schaeffer D, Wingenfeld K (Hg.). Handbuch Pflegewissenschaft. Weinheim, Juventa, 2011, 329–363.

[40] Knight BG, Sayegh P. Cultural values and caregiving: The updated sociocultural stress and coping model. Journal of Gerontology: Psychological Sciences, 2010, 65B, 1, 5–13.

[41] Schnepp W. Familiale Sorge in der Gruppe der russlanddeutschen Spätaussiedler, Funktion und Gestaltung. Bern, Huber, 2002.

[42] Blom M, Duijnstee M, Schnepp W. Wie soll ich das nur aushalten? Mit dem Pflegekompass die Belastung pflegender Angehöriger einschätzen. Bern, Huber, 1999.

[43] Büscher A, Schnepp W. Die Bedeutung von Familien in der pflegerischen Versorgung. In: Schaeffer D, Wingenfeld K (Hg.). Handbuch Pflegewissenschaft. Weinheim, Juventa, 2011, 469–487.

[44] Büscher A. „Die Kraft und die Last des Tragens". Pflegende Angehörige und Demenz. In: pflegen: Demenz, 2008, 9, 4, 7–11.

Nach der Schilderung der individuellen Auswirkungen und Wahrnehmungen der Pflegebedürftigkeit ist dieses Kapitel der Bewältigung von Pflegebedürftigkeit gewidmet. Die vorhandenen Möglichkeiten sind sehr vielfältig. Dabei weisen die unterschiedlichen Bereiche, in denen die pflegerische Versorgung geleistet wird, unterschiedliche Charakteristiken auf, die in diesem Kapitel dargestellt werden. Die wesentlichen Versorgungsformen bestehen in der Pflege durch Familienangehörige, die Unterstützung der häuslichen Pflege durch ambulante Pflegedienste sowie die Pflege in stationären Pflegeeinrichtungen.

## 4.1 Pflege durch Angehörige

In knapp der Hälfte aller häuslichen Pflegearrangements wird die Pflege vorrangig durch Familienangehörige übernommen. Ohne ihren Beitrag stünde die pflegerische Versorgung in Deutschland unmittelbar vor dem Aus und wäre kurz- und mittelfristig, und wahrscheinlich auch langfristig, nicht zu bewältigen. Insbesondere gilt dies für die Pflege von demenziell erkrankten Menschen. Auch sie werden in allen Phasen der Demenz durch Angehörige betreut und versorgt. Je nach Ausprägung von Verhaltensproblemen und individueller Situation erhalten die Angehörigen dabei Unterstützung durch ambulante Pflegedienste, ehrenamtliche Helfer oder andere Unterstützungsangebote.

---

Die häusliche Pflege wird etwa zur Hälfte ausschließlich durch pflegende Familienangehörige geleistet **!**

---

### 4.1.1 Ausmaß der Angehörigenpflege

Zur genauen Anzahl pflegender Angehöriger in Deutschland lassen sich nur Schätzungen vornehmen. Ein möglicher Anhaltspunkt ist die Anzahl von Pflegebedürftigen, die die Geldleistung der Pflegeversicherung in Anspruch nehmen und bei denen davon auszugehen ist, dass die Pflege primär durch eine Person aus dem familiären Umfeld sichergestellt wird (s. auch Kapitel 3). Angesichts der Steigerung der Anzahl an Geldleistungsempfängern von 1,03 auf 1,18 Mio. zwischen 2007 und 2011 [1, 2] liegt die Schlussfolgerung nahe, dass auch die Zahl pflegender Angehöriger zugenommen hat und sich in etwa bei 1,2 Mio. Personen bewegt.

Auch die Untersuchungen zu Möglichkeiten und Grenzen selbständiger Lebensführung in privaten Haushalten (MuG) nehmen Schätzungen zur Anzahl pflegender Angehöriger vor und beziehen dabei nicht nur die Unterstützung bei Pflegebedürftigkeit, sondern auch bei vorwiegend hauswirtschaftlich begründeter Hilfebedürftigkeit mit ein. Danach lag die Zahl der Personen, die einen Hilfebedarf, jedoch keinen Pflegebedarf aufweisen, im Jahr 2002 bei ca. 3 Mio. Personen. 1,3 Mio. dieser Personen benötigten täglich Hilfe, die anderen wöchentlich oder seltener. Auch diese Hilfen dürften in hohem Maße durch Familienangehörige erbracht werden [3].

Als dritten Weg zur Schätzung der Anzahl von pflegenden Angehörigen haben sich Rothgang et al. [4] auf Daten der deutschen Rentenversicherung und des Sozioökonomischen Panels (SOEP) bezogen. Im Rahmen der Rentenversicherung werden Personen erfasst, für die die Pflegeversicherung Beiträge an die Rentenversicherung abführt. Nach § 19 SGB XI handelt es sich dabei um Personen, die einen Pflegebedürftigen nicht erwerbsmäßig für wenigstens 14 Stunden wöchentlich in seiner häuslichen Umgebung versorgen. Während die Zahl der männlichen Pflegepersonen zwischen 2000 und 2007 nahezu konstant bei 38.000 bis 40.000 lag, hat die Zahl der weiblichen Pflegepersonen im selben Zeitraum deutlich abgenommen und ist von 490.000 auf 369.000 gesunken [4].

Im SOEP ergibt sich unter Berücksichtigung auch geringfügiger Pflegetätigkeiten eine Zahl von ca. 3,7 Mio. Pflegepersonen im Jahr 2006, wobei hier nicht zwischen Hauptpflegeperson und anderen in die Pflege involvierten Personen differenziert wird. Die Daten des SOEP zeigen zudem eine kontinuierliche Steigerung der Quote von Personen an der Gesamtbevölkerung, die Pflege leisten. Sie ist bei Männern zwischen 2001 und 2006 von 3,75 auf 5 % und bei Frauen im gleichen Zeitraum von 6,1 auf 7,3 % gestiegen [4].

Zusammenfassend zeigt sich, dass je nach methodischem Ansatz zu ihrer Quantifizierung von ca. 0,4 bis deutlich über 3 Mio. pflegenden bzw. helfenden Familienangehörigen in Deutschland ausgegangen werden kann.

## 4.1.2 Charakterisierungen pflegender Angehöriger

Pflegende Angehörige sind seit Jahren Thema der internationalen Forschung, vor allem in der Gerontologie, mittlerweile aber auch in anderen Wissenschaftsbereichen. Pflegende Angehörige werden in Untersuchungen in der Regel in dreierlei Weise charakterisiert [5]:
1. anhand soziodemografischer Merkmale (Alter, Geschlecht),
2. bezogen auf die gesundheitliche Beeinträchtigung oder Erkrankung des erkrankten bzw. pflegebedürftigen Familienmitglieds, um das sie sich kümmern,
3. durch Beschreibung der Beziehung zur gepflegten Person (z. B. Partner, Kinder, Eltern).

In Deutschland ist der überwiegende Anteil pflegender Angehöriger weiblich und zwischen 50 und 60 Jahre alt [3, 6, 7]. Der Anteil der Männer an den Hauptpflegepersonen ist deutlich von 17 auf 27 % angestiegen, was vor allem durch einen zunehmenden Anteil pflegender Söhne begründet ist [6]. Im Schnitt werden Aufgaben in häuslichen Pflegearrangements von mehr als zwei Personen übernommen, von denen eine in der Regel als Hauptpflegeperson fungiert.

Oftmals werden Angehörige über die Krankheit oder das gesundheitliche Problem der gepflegten Person charakterisiert. Dies zeigt sich in Studien zu den Belastungen und Besonderheiten der Pflege bei demenziell erkrankten Menschen [8, 9], bei Menschen nach einem Schlaganfall [10, 11, 12], mit chronisch-obstruktiven Lungenerkrankungen [13] oder zur Situation pflegender Angehöriger von wachkomatösen Menschen [14]. Diese Liste ließe sich um weitere Studien zu verschiedenen Krankheitsbildern oder Lebensphasen (z. B. zu Krebserkrankungen im Endstadium) [15] erweitern.

Beim dritten Ansatz zur Charakterisierung pflegender Angehöriger steht die Beziehung zur pflegebedürftigen Person im Mittelpunkt; in erster Linie geht es dabei um die (Ehe-)partner, deren Anteil zwischen 1991 und 2002 von 37 auf 28 % gesunken ist. In einem ähnlichen Ausmaß übernehmen Töchter die familiale Pflege. Geringfügig zurückgegangen ist der Anteil der pflegenden Eltern und Schwiegertöchter, leicht angestiegen hingegen ist der Anteil der sonstigen Verwandten und Nachbarn/Bekannten [3, 6]. Neuere Arbeiten deuten darauf, dass es notwendig ist, familiale Pflegearrangements intergenerationell unter Einbeziehung der Enkelgeneration zu betrachten [16].

### 4.1.3 Das Handeln pflegender Angehöriger

Neben dem Ausmaß und den charakteristischen Merkmalen ist es bei der Pflege von Angehörigen von Interesse, welche Aufgaben sie zur Bewältigung der Pflegebedürftigkeit übernehmen. Diese werden oftmals in Bezug auf Unterstützungen bei den (instrumentellen) Aktivitäten des täglichen Lebens beschrieben (s. Kapitel 2). Verfügbare Studien zeigen jedoch seit langem auf, dass es kaum möglich ist, einzelne Tätigkeiten eindeutig pflegenden Familienmitgliedern zuzuordnen. Auch im Verhältnis zu professionellen Helfern gibt es anhand einzelner Tätigkeiten keine klare Zuordnung [17]. Offensichtlich sind die einzelnen Tätigkeiten daher weniger geeignet, die Pflege durch Angehörige zu beschreiben. Einen anderen Zugang entwickelten Bowers [18] und Nolan et al. [19], die sich weniger auf die Beschreibung von Tätigkeiten konzentrieren, sondern die den Tätigkeiten zugrunde liegende Absicht zum Ausgangspunkt einer Typologie der Angehörigenpflege gemacht haben. Sie unterscheiden fünf Arten der Pflege durch Familienangehörige:

---

Die Tätigkeiten pflegender Angehöriger lassen sich besser über die Absicht beschreiben, die hinter den Tätigkeiten steht, als über die Tätigkeit selbst **!**

---

- Die antizipierende Pflege beschreibt die Antizipation möglicher Anforderungen durch die gesundheitliche Situation des erkrankten Familienmitglieds, für die vorsorglich Maßnahmen vorbereitet oder ergriffen werden, die jedoch vor dem hilfebedürftigen Familienmitglied verborgen gehalten werden.

- Bei der präventiven Pflege handelt es sich um sicherstellende und gewährleistende Aufgaben im Sinne eines eher distanzierten Monitorings, z. B. die Einhaltung von Medikamentenregimen und Diäten.
- Die beaufsichtigende Pflege wird erforderlich, wenn das Monitoring in der präventiven Pflege allein nicht ausreicht, sondern stattdessen die Angehörigen aktiv und auch im Wissen und Bewusstsein der hilfebedürftigen Familienmitglieder die Einhaltung von notwendigen Maßnahmen sicherstellen müssen.
- Die instrumentelle Pflege umfasst die Hilfestellungen in den (instrumentellen) Aktivitäten des täglichen Lebens.
- Am schwierigsten wird von den Angehörigen die schützende bzw. erhaltende Pflege angesehen, bei der die Erhaltung des Selbstwertgefühls der hilfebedürftigen Familienmitglieder im Zentrum steht und durch die das Bewusstsein über die Beeinträchtigungen durch Krankheit und Pflegebedürftigkeit minimiert und die individuelle Autonomie erhalten werden sollen.

Auch Schnepp [20] identifiziert das Motiv, kranke und pflegebedürftige Menschen schützen zu müssen, als zentralen Beweggrund von pflegenden Angehörigen. Im Unterschied zur o.g. schützenden Pflege geht es ihm jedoch um den Schutz vor externen, potenziellen Bedrohungen und Belastungen, die durch verschiedene Einflüsse entstehen können, zu denen auch das Handeln professioneller Akteure des Versorgungssystems gehört. Insgesamt kann also festgehalten werden, dass es eher die Intention für eine Tätigkeit ist, die das Handeln pflegender Angehöriger beschreibt, als die Tätigkeit selbst.

### 4.1.4 Belastungen und Ressourcen pflegender Angehöriger

Die größte Aufmerksamkeit in der öffentlichen und wissenschaftlichen Diskussion erhalten die Belastungen pflegender Angehöriger. Dass die Pflege eines erkrankten Familienmitglieds mit hohen Belastungen physischer und psychischer Art einhergeht, wird in vielen Studien bestätigt [21]. Das Ausmaß der Belastung ist ebenfalls untersucht worden [22, 23, 24]. Darin wurde deutlich, dass es vor allem die Verhaltensprobleme erkrankter Familienmitglieder sind, die zu einem schlechteren Gesundheitszustand pflegender Angehöriger führen. Sie haben größeren Einfluss als die eigentliche gesundheitliche Beeinträchtigung oder die Intensität der zu leistenden Pflege. Entsprechend sind Angehörige demenziell erkrankter Personen deutlich stärker belastet.

Insgesamt wird davon ausgegangen, dass Frauen als pflegende Angehörige im Vergleich zu Männern stärkeren Stressoren ausgesetzt sind, auf weniger soziale Ressourcen zurückgreifen können und entsprechend auch einen schlechteren physischen und psychischen Gesundheitszustand aufweisen. Tatsächlich scheinen die geschlechtsspezifischen Differenzen jedoch geringer zu sein [23]. Vernachlässigt wird in den Studien zur Belastung pflegender Angehöriger oftmals, dass die Pflege eines nahestehenden Menschen durchaus auch mit Zufriedenheit einhergeht [19, 25, 26]. Kritisiert wird zudem, dass vielen Studien quantitative Querschnittdesigns zugrunde liegen [19], die zwar die Belastung zu einem bestimmten Zeitpunkt zeigen, jedoch die Entwicklung von Belastung im Zeitverlauf nur unzureichend abbilden. Allerdings hat die seit längerem erhobene Forderung nach longitudinalen Studien in der pflegewissenschaftlichen Forschung bislang kaum Beachtung gefunden [14, 27].

Für die Bewertung der individuellen Belastung hat sich mittlerweile der Ansatz durchgesetzt, objektive Belastungsfaktoren in Beziehung zur jeweils subjektiven Wahrnehmung und Verarbeitung zu setzen [21, 28]. Objektive Faktoren stellen die Erkrankung des betroffenen Familienmitglieds, der objektiv bestehende Versorgungs- und Betreuungsbedarf, die vorhandenen materiellen und sozialen Ressourcen sowie die Qualität und Verfügbarkeit des sozialen Unterstützungsnetzwerks dar [21, 29, 30].

Die subjektive Wahrnehmung und Verarbeitung wird von Blom et al. [25] mit den Kategorien der Motivation, Akzeptanz und Handhabung beschrieben. Die Motivation bezieht sich auf die Beweggründe der Übernahme der familialen Sorge. Es wird davon ausgegangen, dass eine Situation, in der die Übernahme der Pflege in einer als stabil empfundenen Familienbeziehung erfolgt, tragfähiger und belastbarer ist als eine, in der die Pflegeübernahme aufgrund eines hohen Verpflichtungsgefühls oder externen Drucks erfolgt. Akzeptanz wiederum meint, wie pflegende Angehörige sich mit der Situation arrangiert haben. Diejenigen, die akzeptiert haben, dass sie nun eine Phase im Leben durchlaufen, in der sie für ein erkranktes Familienmitglied sorgen, empfinden die damit verbundenen Anforderungen als weniger belastend als diejenigen, die eben dies nur schwer akzeptieren können. Ebenso spielt der Umgang mit den durch die Übernahme der Pflege anfallenden Aufgaben eine wichtige Rolle.

Die Ausführungen zur Rolle von pflegenden Angehörigen in der gesundheitlichen und pflegerischen Versorgung unterstreichen deren besondere Bedeutung. Angesichts des allein demografisch wahrscheinlichen Rückgangs des Pflegepotenzials der Angehörigen sollte die Unterstützung pflegender Angehöriger auch auf struktureller Ebene verbessert werden. Für die professionellen Akteure ist es wichtig, die Situation pflegender Angehöriger vor dem Hintergrund der familialen Beziehung und Geschichte zu verstehen. Dazu bedarf es insbesondere der Kompetenz des familialen Fallverstehens sowie ausgeprägter Interaktions- und Aushandlungskompetenz [31].

Darüber hinaus ist es erforderlich, langfristig tragfähige Lösungen zu entwickeln, die es Familienangehörigen ermöglichen, eine familiale Pflegeaufgabe zu übernehmen, ohne dabei selbst gesundheitliche Schädigungen fürchten zu müssen. Dazu gehört eine verbesserte Vereinbarkeit von Erwerbsarbeit und Pflege, aber auch der nachhaltige Ausbau der quartiersbezogenen pflegerischen Infrastruktur. Eine auf familiale Solidarität und Hilfeleistung allein ausgerichtete Pflegesicherung wird sich auf Dauer als kaum tragfähig erweisen [32].

## 4.2 Ambulante Pflege

Neben der häuslichen Pflege durch Angehörige spielt die ambulante Pflege durch ambulante Pflegedienste eine bedeutende Rolle. Sie erfolgt oftmals in Ergänzung und parallel zur Pflege durch Angehörige und stellt nur selten die alleinige Versorgungsform zur Bewältigung von Pflegebedürftigkeit dar. Wenn es um die Unterscheidung zwischen der Pflege durch Angehörige und Pflege durch ambulante Pflegedienste geht, wird auch oftmals von der Laienpflege und der professionellen Pflege gesprochen. Da diese Bezeichnung eine Wertung enthält, bei der den pflegenden Angehörigen nur ein ‚Laienstatus' zugesprochen wird, der, wie im vorherigen Abschnitt gezeigt werden konnte, vielfach nicht der Realität entspricht, wird zur Unterscheidung die eher neutrale Differenzierung in formelle und informelle Pflege verwendet. Als formelle Pflege wird die Pflege durch professionelle Dienstleistungserbringer wie ambulante Pflegedienste verstanden, in denen Pflege im Form bezahlter Arbeitsverhältnisse erfolgt. Die informelle Pflege ist die Pflege innerhalb sozialer, meistens familiärer Beziehungen [33].

### 4.2.1 Entwicklung der ambulanten Pflege

Die ambulante Pflege hat in Deutschland eine sehr wechselvolle Geschichte hinter sich und war dabei beständig unterschiedlichen gesundheits- und pflegepolitischen Gestaltungsabsichten unterlegen. Lange Zeit war die ambulante Pflege sehr stark konfessionell geprägt, bevor sie im Nationalsozialismus in hohem Maße für politische Zwecke funktionalisiert wurde [34]. Die „NS-Gemeindeschwestern" hatten neben der Versorgung hilfs- und pflegebedürftiger Menschen auch die Aufgabe, nationalsozialistisches Gedankengut in die Bevölkerung zu tragen [35] und im Rahmen der „Rassenpflege" den Behörden „verdächtige Entdeckungen" in den Haushalten zu melden. Neben den dazu vorgesehenen „braunen Schwestern" gab es nach wie vor eine ebenso große Zahl von konfessionell gebundenen Krankenschwestern, die den Grundstock für die ambulante Pflege nach dem zweiten Weltkrieg bildeten, in der das Modell der Gemeindekrankenschwestern beibehalten wurde [34, 36].

Zum Ende der 1960er Jahre wurde zuerst in Rheinland-Pfalz das Modell der Sozialstationen eingeführt, in dem kranken- und sozialpflegerische Dienste gebündelt werden sollten. Dieses Modell fand relativ schnell auch in anderen Bundesländern Nachahmer und hat sich zwischen 1970 und Mitte der 1980er-Jahre bundesweit etabliert. 1987 gab es bundesweit etwa 1.600 Sozialstationen. Der Aufbau der Sozialstationen wurde als Zeichen gegen die starke Institutionalisierung in der Gesundheitsversorgung verstanden. Er diente auch dazu, den informellen Hilfen durch pflegende Angehörige eine formelle Pflegeinfrastruktur an die Seite zu stellen. Träger der Sozialstationen waren ausschließlich die Wohlfahrtsverbände. Sie erhielten finanzielle Mittel von den Bundesländern und konnten Leistungen der ambulanten Krankenpflege mit den Krankenkassen abrechnen [36].

Mit der Zeit zeichnete sich ab, dass die Sozialstationen kaum in der Lage sein würden, den an sie gestellten vielschichtigen Anforderungen gerecht zu werden. Vor allem den komplexen Problemlagen schwer und schwerst pflegebedürftiger Menschen, die mehrmalige Einsätze am Tag sowie des Nachts oder an Wochenenden erforderten, konnten die Sozialstationen nur unzureichend entsprechen. Für diese Schwierigkeiten wurden fehlende personelle Ressourcen, ungesicherte Finanzierungen, Kooperationsprobleme, fragile soziale Netze, problematische Wohnbedingungen, psychische Belastungen der Pflegekräfte sowie generelle Qualifikationsmängel und Probleme bei der Konzipierung neuer Aufgaben verantwortlich gemacht [37, 38]. Seitens der konfessionellen Verbände wurde kritisiert, dass kaum noch Zeit für die seelsorgerischen und betreuenden Anteile der Arbeit vorhanden waren und die Ärzteschaft war unzufrieden, dass vormals in den Arztpraxen erbrachte Leistungen in die Sozialstationen ausgelagert werden sollten. Anhand dieser Kritik zeigt sich das Spannungsfeld der ambulanten Pflege zwischen den Anforderungen in der Begleitung von Alltagssituationen in den Pflegehaushalten einerseits und komplexeren Aufgaben im Rahmen von ärztlichen Behandlungsplänen andererseits. Dieses Spannungsfeld ist bis heute für die Praxis der ambulanten Pflege charakteristisch.

---

Die ambulante Pflege unterliegt einem Spannungsfeld zwischen der Unterstützung von Alltagssituationen in den Pflegehaushalten einerseits und der Sicherstellung ärztlicher Behandlungsverfahren **!**

---

Private ambulante Pflegedienste spielten zu diesem Zeitpunkt nur eine untergeordnete Rolle. Ihre Bedeutung stieg jedoch enorm mit der Einführung der Pflegeversicherung 1995, durch die der Aufbau einer flächendeckenden und ausreichenden Pflegeinfrastruktur zu einer der zentralen Aufgaben wurde. Zu diesem Zweck wurde der Pflegemarkt geöffnet und es konnten neben den bestehenden freigemeinnützigen Sozialstationen, die vielfach in ambulante Pflegedienste umbenannt wurden, auch private Träger Pflegeleistungen anbieten, sofern sie einen Versorgungsvertrag mit einer Pflegekasse abgeschlossen hatten. Mit der Öffnung des Marktes war die Erwartung verbunden, dass die Nutzer ambulanter Pflegedienste größere Wahlfreiheit bei der Auswahl ihres Pflegedienstes haben und dass die Konkurrenz der Anbieter untereinander zur Weiterentwicklung der Qualität der ambulanten Pflege beitragen sollte [39].

Ein Blick in die Pflegestatistik belegt eindrucksvoll den Ausbau der ambulanten Pflegeinfrastruktur durch die Pflegeversicherung. Die Anzahl der Pflegedienste stieg zwischen 1992 und 1997 von 4.000 auf 10.700 [40] und bis zum Jahr 2000 noch einmal deutlich auf 12.900 Pflegedienste. Bis heute liegt sie mit einigen Schwankungen nach wie vor bei über 12.000 Diensten. Auch die Zahl der Beschäftigten ist deutlich gestiegen und hat sich von 183.000 Beschäftigten im Jahr 1999 auf 291.000 im Jahr 2011 und somit um 59 % gesteigert [2]. Allerdings ist nur etwas mehr als ein Viertel dieser Beschäftigten mit einem Umfang von 100 % beschäftigt. Etwa ein Drittel ist zu weniger als 50 % oder sogar nur geringfügig beschäftigt [2]. Mittlerweile sind mehr als

60 % der ambulanten Pflegedienste in privater Trägerschaft. Bezogen auf die Pflegebedürftigen werden diese zu je etwa 50 % von privaten und freigemeinnützigen Pflegediensten versorgt. Es gibt also mehr private ambulante Pflegedienste, aber diese
versorgen jeweils weniger Pflegebedürftige [2].

## 4.2.2 Gesetzliche Rahmenbedingungen der ambulanten Pflege

Ambulante Pflegedienste sind nach § 71 SGB XI selbständig wirtschaftende Einrichtungen, die unter ständiger Verantwortung einer verantwortlichen Pflegefachkraft
Pflegebedürftige in ihrer Wohnung pflegen und hauswirtschaftlich versorgen. Um ihre
Leistungen mit den Pflegekassen abrechnen zu können, benötigen die Pflegedienste
einen Versorgungsvertrag, dessen Abschluss an die Bedingungen gekoppelt ist, dass
die Dienste eine Gewähr für eine leistungsfähige und wirtschaftliche pflegerische Versorgung bieten, ihren Beschäftigten eine ortsübliche Vergütung zahlen und sich ver-
pflichten, ein einrichtungsinternes Qualitätsmanagement einzuführen sowie weitere
Regelungen zur Qualitätssicherung einzuhalten. Ambulante Pflegedienste haben
zusätzlich bei Abschluss des Versorgungsvertrages ihren Einzugsbereich festzulegen.
Der Abschluss eines Versorgungsvertrages ist also nicht an eine lokale Bedarfspla-
nung gebunden, sondern abhängig von der Einhaltung dieser Bestimmungen.

Die meisten ambulanten Pflegedienste erbringen neben Leistungen der Pflegever-
sicherung auch Leistungen der Häuslichen Krankenpflege nach SGB V. Entsprechend
richtet sich die Vergütung ambulanter Pflegeleistungen nach den Bestimmungen der
Sozialgesetzbücher V und XI. Leistungen der Häuslichen Krankenpflege nach § 37
SGB V müssen ärztlich verordnet werden. Eine Verordnung kann erfolgen, um einen
Krankenhausaufenthalt zu vermeiden oder die ärztliche Behandlung sicherzustellen.
Die Verordnung geschieht auf der Grundlage von Richtlinien, die vom Gemeinsamen
Bundesausschuss der Ärzte und Krankenkassen nach § 92 SGB V beschlossen werden.
Verordnungsfähig sind Leistungen aus fünf Bereichen der Grundpflege (Anleitung bei
der Grundpflege, Ausscheidung, Ernährung, Körperpflege und hauswirtschaftliche
Versorgung) und 26 Bereichen der Behandlungspflege (u. a. Leistungen im Zusammenhang mit Beatmungstherapien, Vitalzeichenkontrolle, Versorgung von Sonden
und Kathetern, Verabreichung von Medikamenten, Injektionen, Wundversorgung
und psychiatrische Krankenpflege) [41]. Die Preise für die Erbringung dieser Leistungen sind bundesweit uneinheitlich, da sie zwischen den Krankenkassen und den
Leistungsanbietern auf Landesebene, teils aber auch für einzelne Dienste vereinbart
werden.

Für Leistungen der Pflegeversicherung ist keine ärztliche Verordnung erforderlich. Stattdessen richten sich Leistungsspektrum und Vergütung der ambulanten Pflegedienste nach den Vereinbarungen zwischen Pflegediensten (bzw. ihren Verbänden)
und Kostenträgern, die in der Regel auf Landesebene getroffen werden. Dabei kann
es zu unterschiedlichen Vereinbarungen zwischen privaten und freigemeinnützigen

Pflegediensten (sowohl bezogen auf das Leistungsspektrum als auch die Vergütung) kommen. Trotz der großen Heterogenität bei den unterschiedlichen Vereinbarungen ist das vereinbarte Leistungsspektrum bundesweit insgesamt sehr eingeschränkt und konzentriert sich auf Leistungen im Zusammenhang mit Alltagsverrichtungen aus den Bereichen Mobilität, Körperpflege, Ernährung und hauswirtschaftliche Versorgung. Die Leistungen orientieren sich also sehr stark am Begriff der Pflegebedürftigkeit in der Pflegeversicherung, der sich auf den Unterstützungsbedarf bei Alltagsverrichtungen aus diesen Bereichen bezieht.

Trotz der Vielzahl an Verträgen und Vereinbarungen zur Erbringung und Vergütung ambulanter Pflegeleistungen hat es bislang kaum eine qualitative Weiterentwicklung des Leistungsspektrums gegeben. Stattdessen ist in der ambulanten Pflege bis heute nur ein relativ schmales, stark von Rahmenbedingungen determiniertes Leistungsspektrum verfügbar. Statt Ausdifferenzierung des Angebots ist also eher von einer Vereinheitlichung auszugehen [38] und es hat in der ambulanten Pflege in Deutschland eine ähnliche Entwicklung wie in den USA stattgefunden, wo sich bereits in den 1980er-Jahren ein deutlicher Trend zur Homogenisierung des Leistungsspektrums ambulanter Pflege durch sozialpolitische und sozialrechtliche Vorgaben vollzogen hat [42]. Angesichts der sehr heterogenen Situation in vielen Pflegehaushalten wäre eine Ausdifferenzierung und Weiterentwicklung jedoch wünschenswert.

---

Trotz eines beeindruckenden quantitativen Ausbaus der ambulanten Pflegedienste konnte sich deren Leistungsspektrum nur unzureichend weiterentwickeln

---

### 4.2.3 Herausforderungen in der ambulanten Pflege

Trotz der nicht erfolgten Weiterentwicklung stellt das verfügbare Leistungsspektrum eine wirksame Unterstützung für die Bedürfnisse vieler pflegebedürftiger alter Menschen mit Unterstützungsbedarf bei alltäglichen Lebensverrichtungen dar. Es zeigt sich jedoch deutlich, dass die sehr enge Orientierung der Leistungen der ambulanten Pflegedienste am Begriff der Pflegebedürftigkeit für eine wachsende Zahl potenzieller Nutzer nicht ausreichend ist [39]. Dies trifft in erster Linie Menschen mit demenziellen oder anderen psychischen Erkrankungen, die vom Begriff der Pflegebedürftigkeit nur unzureichend bis gar nicht berücksichtigt werden. Deren Situation hat sich zwar durch gesetzliche Maßnahmen in den letzten Jahren verbessert, Auswirkungen auf die Leistungskomplexe ambulanter Pflegedienste hatten diese Maßnahmen jedoch nicht. Aber auch Menschen am Ende des Lebens in den Spät- und Endphasen chronischer Erkrankung, ältere Menschen mit körperlichen oder geistigen Behinderungen sowie Menschen mit einem komplexen, oftmals auch technikintensiven Unterstützungsbedarf haben derzeit Schwierigkeiten, adäquate ambulante Pflegeleistungen für ihre Bedarfslagen zu finden [39].

Auch in den Fällen, in denen Pflegebedürftigkeit mit sozialen Merkmalen zusammenfällt, wie etwa bei allein lebenden, älteren Menschen oder Menschen mit Migrationshintergrund stößt das Leistungsspektrum ambulanter Pflegedienste an seine Grenze. So erfordert die Versorgung allein lebender älterer Menschen von der ambulanten Pflege eine stärkere Steuerungsfunktion als sie derzeit geleistet werden kann. Zudem stellen die Pflegekräfte für allein lebende Menschen einen wichtigen, manchmal den einzigen Kontakt zur Außenwelt dar – eine Funktion und Aufgabe, für die es in den Rahmenbedingungen ebenfalls keine Entsprechung gibt. Auch bestehende soziale Ungleichheiten werfen für die ambulante Pflege Fragen auf – etwa zur Inanspruchnahme von Leistungen und Gestaltung der Pflege in ressourcenschwachen Haushalten [43]. Da die Leistungen seit Einführung der Pflegeversicherung nicht erhöht wurden, ist es in höherem Maß zu Zuzahlungen gekommen, die sich nicht alle Pflegebedürftigen leisten können. Verschiedene Untersuchungen zeigen, dass sozioökonomische Faktoren einen Einfluss auf die Inanspruchnahme von Pflegeleistungen und die Gestaltung von Pflegearrangements haben [44].

Es gibt eine Reihe von Interventionen und Maßnahmen, die als notwendig für die ambulante Pflege angesehen werden. Dazu gehören beratende Interventionen, Aufgaben des Case-Managements oder der Selbstmanagementförderung [45, 46, 47]. Alle diese Aufgaben können jedoch unter den derzeitigen Bedingungen nicht abgerechnet werden und werden daher kaum wahrgenommen. Es sind jedoch nicht die Rahmenbedingungen allein, die eine Weiterentwicklung verhindern, sondern es müssen auch die qualifikatorischen Voraussetzungen bei den Mitarbeiterinnen und Mitarbeitern der ambulanten Pflegedienste vorhanden sein. Diese sollten die Kompetenz zur Unterstützung häuslicher Pflegearrangements sowie präventive und palliative Strategien umfassen. In einer internationalen Analyse zur häuslichen Pflege in Dänemark, Frankreich, den Niederlanden und Deutschland [48] wird konstatiert, dass es in Deutschland bislang nicht gelungen ist, der ambulanten Pflege einen eigenständigen professionellen Status zu verleihen. Als Gründe werden angeführt, dass Pflege insgesamt in Deutschland zu stark als verlängerter Arm der medizinischen Versorgung gesehen wird, die Pflegeausbildung fast ausschließlich auf die (akut-)stationäre Versorgung ausgerichtet ist und Pflegewissenschaft und -forschung nur schwach entwickelt sind.

## 4.2.4 Ambulante Pflegedienste in der Kooperation mit anderen Akteuren

In der Praxis der ambulanten Pflege agieren die ambulanten Pflegedienste nicht isoliert, sondern gemeinsam mit anderen Akteuren. Bedeutsam sind vor allem die niedergelassenen Ärztinnen und Ärzte und die pflegenden Angehörigen. Ihr Verhältnis zur ambulanten Pflege soll nachfolgend beleuchtet werden.

Die Beziehung zwischen ambulanten Pflegediensten und Hausärzten existiert im Wesentlichen dort, wo ärztliche Verordnungen häuslicher Krankenpflege erforderlich sind. Sie beziehen sich entsprechend auf die ambulante Gesundheitsversorgung und werden im Rahmen der Gesetzlichen Krankenversicherung geregelt. Hinsichtlich der pflegerischen Versorgung bestehen strukturell kaum Anknüpfungspunkte. Allerdings bietet der viel diskutierte Mangel an niedergelassenen Ärzten im ländlichen Raum die Gelegenheit, über ein verbessertes Zusammenwirken von ambulanter Pflege und Ärzteschaft nachzudenken. Ein Gedanke dabei ist die Möglichkeit zur Übertragung ärztlicher Tätigkeiten an Pflegekräfte [49, 50]. Die Intention dieser Überlegung liegt darin, die niedergelassenen Hausärzte zu entlasten und ihnen dennoch die Steuerung der Primärversorgung zu ermöglichen. Beispiele aus anderen Ländern weisen darauf hin, dass Probleme in der Sicherstellung der hausärztlichen Versorgung zu neuen Rollen für Pflegekräfte geführt haben und ihnen eine größere Autonomie in der Patientenversorgung zugesprochen wurde. Die deutsche Diskussion bleibt jedoch auf die Frage der Übernahme von ärztlichen Tätigkeiten reduziert. Eine veränderte und gleichberechtigte Form der Zusammenarbeit zwischen niedergelassenen Ärzten und ambulanten Pflegediensten, die lokal auch zu einer sinnvollen Zusammenführung von primärer Gesundheits- und Langzeitversorgung führen könnte, wird kaum in Betracht gezogen.

Zweifel erscheinen angebracht, ob der Fokus auf die Übertragung einzelner ärztlicher Aufgaben wirkliche Lösungen bietet. Gemeinsam mit dem auf Einzelmaßnahmen reduzierten Leistungsspektrum ambulanter Pflegedienste entsteht eine fragmentarische Versorgungslandschaft, die den komplexen Problemlagen einer alternden Gesellschaft kaum zu entsprechen vermag. Dies ist vor allem auch deshalb bedauerlich, weil mit der Integrierten Versorgung durch den Gesetzgeber ein Rahmen zur Verfügung gestellt wurde, in dem auf lokaler Ebene angemessene Versorgungskonzepte realisiert werden könnten. Im Verhältnis von Medizin und Pflege scheinen jedoch noch professionspolitische Erwägungen Vorrang vor einer bedarfsorientierten Perspektive zu haben [33].

Fragen der Zusammenarbeit stellen sich auch im Verhältnis von formeller und informeller Pflege bzw. von pflegenden Familienangehörigen und Mitarbeiterinnen ambulanter Pflegedienste. Durch die Einschaltung eines ambulanten Pflegedienstes wird aus einem vormals informellen ein gemischtes Pflegearrangement, in das formelle und informelle Helfer eingebunden sind. Ein Blick in die Pflegestatistik zeigt, dass die Bedeutung gemischter Pflegearrangements in Zukunft deutlich steigen wird [1].

Auch wenn es auf den ersten Blick sehr plausibel erscheint, dass innerhalb von Familien die Entscheidung getroffen wird, einen ambulanten Pflegedienst einzuschalten, um sich zu entlasten, so zeigen verschiedene Studien, dass die Einschaltung professioneller Pflege nicht immer eine Stabilisierung oder Verbesserung der Pflegesituation mit sich bringt und das Verhältnis von informeller und professioneller Pflege keineswegs immer spannungsfrei ist [51, 52].

Es können verschiedene Gründe vermutet werden, warum das Verhältnis zwischen formeller und informeller Pflege belastet ist. Einer ist die mangelnde Wertschätzung, die Angehörige durch ambulante Pflegedienste erfahren, wenn sie beispielsweise lediglich als Ressource für den professionellen Pflegeprozess wahrgenommen oder instrumentalisiert werden [5, 52]. Aus Sicht der Angehörigen werden aber auch Aspekte wie mangelnde Pünktlichkeit, fehlende Kontinuität des Pflegepersonals, Zeitmangel, Unfreundlichkeit, mangelhafte Durchführung der Pflege, Probleme bei den Abrechnungen und das Qualifikationsniveau der Pflegekräfte als Qualitätsmängel wahrgenommen [53].

Allerdings ist das Verhältnis auch nicht immer belastet, sondern es bilden sich unterschiedliche Formen des Miteinanders und der Zusammenarbeit heraus. Bereits vor längerer Zeit haben Noelker und Bass [54] versucht, Muster der Zusammenarbeit anhand von Tätigkeiten zu beschreiben. Sie unterscheiden

a)  eine deutliche Trennung der Aufgaben zwischen formeller und informeller Pflege,
b)  eine Ergänzung der informellen Hilfe durch formelle, professionelle Helfer und
c)  eine vollständige Substitution der Tätigkeiten der informellen durch die formelle Pflege.

Andere haben sich mit den Rollen beschäftigt, die formelle und informelle Helfer einnehmen. In der „nurse-helper"-Beziehung übernehmen die professionellen Pflegekräfte den Großteil der Aufgaben und werden darin von Angehörigen unterstützt. Die „co-worker"-Beziehung bezeichnet ein Arrangement mit gleichberechtigten Rollen und der Notwendigkeit permanenter Aushandlung. Die häufigste Beziehung war die „manager-worker"-Beziehung, in der professionell Pflegende viele der manuellen Tätigkeiten an die Angehörigen delegiert und selbst eine supervidierende Rolle inne hatten. Nicht selten wurden die Angehörigen aufgrund ihrer hohen Belastung dabei selbst zu Patienten [51]. Unabhängig von der Betrachtungsweise stellt das Verhältnis formeller und informeller Pflege eine kontinuierliche Herausforderung dar [55] und setzt hohe kommunikative und interaktive Kompetenz voraus. Es verwundert daher nicht, dass Fragen des Umgangs und der gegenseitigen Verständigung den Kern des Verhältnisses bilden [52, 56]. Leider wird diesem Aspekt sowohl leistungsrechtlich wie auch qualifikatorisch nur unzureichend Aufmerksamkeit geschenkt.

Zuletzt seien noch ein paar Anmerkungen zum Verhältnis ambulanter Pflegedienste zu Anbietern haushaltsnaher Dienstleistungen gemacht. Neben der pflegerischen Hilfe ist es für pflegebedürftige Menschen und ihre Angehörigen wichtig, auch Hilfestellungen bei der Haushaltsführung zu haben oder im Bedarfsfall auf jemanden zurückgreifen zu können, der sie bei Arztbesuchen und Behördengängen begleitet. Auch Betreuungsdienste haben eine erhöhte Aufmerksamkeit bekommen. Teilweise bieten ambulante Pflegedienste diese komplementären Dienste an, was es für die Nutzer einfacher macht, da sie sich nicht auf wechselnde Personen und wechselnde Anbieter einstellen müssen. Zum Teil werden die Dienste aber auch durch andere Anbieter erbracht, wodurch sich Fragen zum Verhältnis der ambulanten Pflegedienste zu diesen Anbietern bezogen auf ihre Zusammenarbeit und Abgrenzung ergeben.

Die Schwierigkeiten der Abgrenzung resultieren aus sehr unterschiedlichen Hintergründen. Zum einen sind es Auseinandersetzungen darüber, wie Pflege oder Betreuung definiert sind und wer berechtigt ist, diese Leistungen zu erbringen. Eine zweite Frage ist die, unter welchen Bedingungen unterschiedliche Anbieter diese Leistungen erbringen dürfen. Diese Frage stellt sich, wenn flexiblere Leistungsformen wie z. B. Pflegebudgets eingeführt werden, mit denen pflegebedürftige Menschen verschiedene Dienstleistungen formeller und informeller Art einkaufen können. Diese Leistungsform wird somit auch als Ansatz zur Überwindung des geschilderten engen Leistungsspektrums ambulanter Pflegedienste diskutiert [57]. Seitens der ambulanten Pflegedienste wird befürchtet, dass die vielfältigen administrativen Auflagen, denen Pflegedienste unterliegen und zu denen auch die Qualitätssicherung zählt, für andere Anbieter nicht gelten und diese damit einen Wettbewerbsvorteil hätten.

Nicht zu leugnen sind die Herausforderungen im Verhältnis zwischen den ambulanten Pflegediensten und den vorwiegend osteuropäischen Haushalts- und Pflegehilfen, die in einer Vielzahl von Haushalten in Deutschland beschäftigt sind. Über die Situation in diesen Pflegearrangements sind nur wenige verlässliche Erkenntnisse verfügbar. Schätzungen belaufen sich auf etwa 100.000 Haushalte in Deutschland [58]. Auch über die Gründe zur Einschaltung osteuropäischer Haushaltshilfen kann nur spekuliert werden. Ein wichtiger Grund liegt sicherlich darin, dass viele pflegende Angehörige an ihre Grenzen gelangen, wenn sie dauerhaft und oft bis zu 24 Stunden am Tag die Verantwortung für die Pflege tragen müssen. Aus diesem Grund erscheint ihnen die Beschäftigung einer Haushalts- und Pflegehilfe aus Osteuropa eine realistische Option zu sein, die häusliche Versorgung aufrecht zu erhalten und den Umzug in ein Pflegeheim zu verhindern [59]. Für die ambulante Pflege ist diese Entwicklung vor allem mit der Herausforderung verbunden, wie die Zusammenarbeit mit den Haushaltshilfen zu gestalten ist. Diese Frage stellt sich vor allem, wenn in oftmals nur bedingt legalen häuslichen Arrangements Probleme in der pflegerischen Versorgung festgestellt werden. Ob die Beschäftigung osteuropäischer Haushaltshilfen insgesamt ein geeignetes Mittel zur Stabilisierung häuslicher Pflegearrangements ist, darf ebenfalls bezweifelt werden. Zwar wird damit auf einen offensichtlich bestehenden Bedarf reagiert, allerdings sind die Kosten durch die Leistungen der Pflegeversicherung nicht abzudecken. In der Konsequenz würde das bedeuten, dass nur finanziell besser gestellte Personen über eine solche Option zur Gestaltung ihrer häuslichen Pflegesituation verfügen und diese für viele andere nicht in Frage kommt.

Unbestritten ist der wichtige Beitrag der ambulanten Pflegedienste für die Sicherstellung der pflegerischen Versorgung. Um diesen Beitrag auch in der Zukunft zu leisten, müssen eine Reihe von Herausforderungen bewältigt werden. Derzeit decken die Leistungen ambulanter Pflegedienste nur einen Teil der vorhandenen Bedarfs- und Problemlagen ab und es besteht die Gefahr, dass sie ihre unterstützende Funktion zur Stabilisierung häuslicher Pflegearrangements nur noch sehr eingeschränkt wahrnehmen können. Eine der Herausforderungen der Zukunft wird es daher sein, die Rahmenbedingungen so zu gestalten, dass sie den professionellen Akteuren ermöglicht, den Versorgungserfordernissen auch wirklich Rechnung tragen zu können. Die Erweiterung und Flexibilisierung der Leistungsgestaltung ist dabei eine wichtige Voraussetzung. Die Überwindung der Fragmentierung und Desintegration in der ambulanten pflegerischen Versorgung, die übrigens auch international gefordert wird [60, 61], ist eine weitere wichtige Aufgabe, die es anzugehen gilt. Verantwortlich dafür werden einerseits die Schwierigkeiten in der interdisziplinären Zusammenarbeit gemacht, durch die es zu Reibungen zwischen Ärzten, Pflegekräften und anderen Akteuren kommt. Andererseits sind diese Schwierigkeiten Resultat dessen, dass es bislang nicht gelungen ist, die unterschiedlichen Logiken, die den Sozial- und Gesundheitssystemen zu eigen sind, zufriedenstellend zu integrieren [60, 61, 62]. Abschließend sei auf die Notwendigkeit verwiesen, die Qualifikation in der ambulanten Pflege zu verbessern und fundierte ambulante Pflegekonzepte zu entwickeln. Dazu ist es erforderlich, die ambulante Pflege als ein eigenes professionelles Tätigkeitsfeld zu stärken und die Pflegeforschung in diesem Bereich weiter auszubauen. Ohne eine Weiterentwicklung der ambulanten Pflegeforschung wird die professionelle ambulante Pflege kaum in der Lage sein, Vorreiter bei der Bewältigung der Anforderungen häuslicher Pflegesituationen zu sein.

## 4.3 Stationäre Pflege

Aktuell werden in Deutschland 30 % der Pflegebedürftigen (743.000) in 12.400 Pflegeheimen mit 661.000 Beschäftigen versorgt. 1999 gab es in Deutschland lediglich 8.100 Einrichtungen. Im Jahr 2011 lebten – trotz politischer Stärkung der ambulanten Versorgung – 32 % mehr Pflegebedürftige in stationären Einrichtungen als 1999 [2]. Die Pflegeheimbewohnerinnen dominieren deutlich mit 74 %, jede dritte Frau über 90 Jahre lebt in einer stationären Einrichtung [63]. Umso vielfältiger die gesundheitlichen Einschränkungen, desto höher die Wahrscheinlichkeit einer stationären Unterbringung. Während in Pflegeheimen mehr als 60 % der Pflegebedürftigen in die Pflegestufe II oder III eingestuft sind und somit als schwer- oder schwerstpflegebedürftig gelten, sind dies unter den ambulant Betreuten weniger als 40 % [2]. Oft sind soziale, physische und psychische Gründe ausschlaggebend für einen Wechsel in die stationäre Versorgung [64].

Mit einem Umzug ins Pflegeheim sind insgesamt überwiegend negative Vorstellungen sowohl bei den Pflegebedürftigen als auch bei den versorgenden Angehörigen assoziiert. Der Einzug wird insbesondere dann als unumgänglich eingestuft, wenn der Pflegebedarf steigt und zusätzlich zu kognitiven Einschränkungen auch verbale oder körperliche Aggressivität hinzukommen. Verhaltensweiten wie nächtliche Unruhe und Abwehrreaktionen bei der Pflege und Unterstützung erschweren die familiäre Versorgung zudem [65]. Die ambulante Versorgung kann so nicht mehr gewährleistet werden. In Pflegeheimen zeigen etwa 40 bis 50 % der Bewohnerinnen und Bewohner aggressive Verhaltensweisen [66]. Diese Verhaltensweisen kommen häufiger bei Menschen mit einer Demenzerkrankung vor. Ab einem Alter von 90 Jahren ist etwa jeder Dritte von einer Demenz betroffen [67].

Die immer stärker werdenden Einschränkungen der Pflegeheimbewohner führen zu höheren Anforderungen an die fachliche Betreuung durch Pflegekräfte [68].

Durchschnittlich werden in Pflegeheimen 64 Bewohner und Bewohnerinnen betreut, wobei die Heime in öffentlicher Trägerschaft oftmals mehr Bewohner versorgen [2]. Bei der Unterbringung sind erhebliche Anteile der entstehenden Kosten nicht durch die Pflegeversicherung abgedeckt. Obwohl zur Finanzierung nicht nur die Betroffenen selbst, sondern neben den Ehepartnern auch die Kinder herangezogen werden, erhalten 36 % der Pflegeheimbewohner Sozialhilfe [69]. In den letzten Jahren sind die Zuzahlungen sogar noch angestiegen [70].

## 4.3.1 Rolle der Angehörigen in der stationären Pflege

Der Entscheidung für den Umzug in ein Pflegeheim geht ein komplexer und vielfach auch emotional geprägter Entscheidungsprozess voraus. Insbesondere, wenn der Heimeinzug nach einer häuslichen Pflege erfolgt, die über Jahre gedauert haben kann, bedeutet dieser Schritt eine Zäsur im Leben aller Beteiligten. Da der Heimeinzug oft auf belastende Verhaltensweisen des pflegebedürftigen Menschen und die zunehmende Erschöpfung pflegender Angehöriger zurückgeht, kann er mit unmittelbaren Entlastungen pflegender Angehöriger einhergehen, da die Notwendigkeit der permanenten Präsenz und Aufmerksamkeit nicht mehr gegeben ist. Es wäre jedoch verfehlt, davon auszugehen, dass die Angehörigen ihre Rolle als pflegende Angehörige mit dem Beginn der stationären Betreuung aufgeben.

Der Umzug in ein Pflegeheim ist ein einschneidendes Ereignis und für alle Beteiligten eine große Herausforderung

Stattdessen zeigt sich die Kontinuität der Pflegebeziehung auch im Alten- und Pflegeheim. Für manche Angehörige ist der Heimeinzug mit Schuldgefühlen verbunden. Sie haben das Gefühl, ihrem erkrankten Familienmitglied nicht in ausreichendem Maße gerecht geworden zu sein oder gar versagt zu haben. Diese Einschätzung führt dazu, dass die entlastende Funktion, die dem Heimeinzug zugeschrieben wurde, zurücktritt hinter eine hohe emotionale Anspannung. In den Pflegeeinrichtungen führen diese Schuldgefühle nicht selten dazu, dass Angehörige alles versuchen, um Schaden von ihren Familienmitgliedern abzuwenden. Dabei kann es auch zu unrealistischen Erwartungen gegenüber der Versorgung durch die Pflegekräfte kommen, woraus Konflikte entstehen können.

Ein anderes Reaktionsmuster besteht darin, dass Angehörige auch im Pflegeheim viele Aufgaben übernehmen (wollen), die sie bereits zu Hause durchgeführt haben – sie bleiben in ihrer Rolle als pflegende Angehörige verhaftet. In dieser Konstellation setzt sich die persönliche Biografie an einem anderen Ort fort.

Für die Pflegekräfte in stationären Pflegeeinrichtungen ist es wichtig, die Kontinuität im Leben der häufig demenziell erkrankten Menschen und ihrer Angehörigen zu akzeptieren und ein entsprechendes Handeln zu ermöglichen. Dazu ist es erforder-

lich, pflegende Angehörige als Partner in der Pflege zu begreifen und kein Konkur-
renzverhältnis aufzubauen. Speziell im Fall der genannten Angehörigen, die sich mit
Schuldgefühlen plagen, ist ein solches Zusammenwirken nicht einfach und erfordert
gute Aushandlungsfähigkeiten [71]. Allerdings gibt es auch etliche Pflegebedürftige,
die keine enge Anbindung an Angehörige haben. Weniger als die Hälfte der Bewohner
(47 %) erhalten mindestens einmal wöchentlich Besuch von Familienangehörigen
oder anderen Bezugspersonen [72].

### 4.3.2 Historische Entwicklung

Pflegeheime sind gesellschaftliche Institutionen, die sich im Prozess zunehmender
Arbeitsteilung und der damit verbundenen räumlichen Trennung von Arbeits- und
Privatsphäre im Zuge der industriellen Revolution herausgebildet haben. Sie gewin-
nen an Bedeutung, wenn gesellschaftliche Wandlungsprozesse, z. B. Auflösung von
Großfamilien, dazu führen, dass Pflege im Alter in anderen Formen und an anderen
Orten zusätzlich organisiert werden muss. Der Zusammenhang von gesamtgesell-
schaftlicher und institutioneller Entwicklung der Pflegeheime lässt sich wohl am
deutlichsten an den stationären Einrichtungen während des Dritten Reiches verdeutlichen. Wie z. B. auch das Sonderschulwesen [73] verwandeln sich Pflegeheime
während der Nazidiktatur von Stätten der Pflege und Fürsorge zu Stätten der Selek-
tion nach dem Prinzip der „Ausmerzung unwerten Lebens" und damit oft zu Tötungs-
anstalten [74]. In dieser Ausprägung waren sie im wahrsten Sinne des Wortes totale
Institutionen. Dieser Begriff geht zurück auf den amerikanischen Soziologen Erving
Goffmann, der auf der Basis teilnehmender Beobachtung und orientiert an der Ver-
fahrensweise der Idealtypenbildung die Merkmale totaler Institutionen am Beispiel
psychiatrischer Einrichtungen beschreibt. Er subsumiert aber auch Altenheime unter
diese Kategorie. Als zentrale Merkmale totaler Institutionen bestimmt er:
– Beschränkung der sozialen Beziehungen mit der Außenwelt
– Aktivitäten finden ausschließlich in der Institution unter Aufsicht einer Autorität
  statt
– Sonst übliche Trennung unterschiedlicher Lebensbereiche ist aufgehoben
– Kontrolle der gemeinsamen, oft erzwungenen Tätigkeit in festgelegten Zeitras-
  tern und nach von der Leitung vorgegebenen Regeln
– Ausgeführte Tätigkeiten dienen der Planerfüllung des Institutionszwecks [75].

Bezogen auf den nachfolgenden Überblick über die Entwicklung der Alten-/ Pflegeheime in Deutschland nach dem zweiten Weltkrieg kann gesagt werden, dass deren
Kennzeichnung als totale Institution im Sinne Goffmanns [75] während ihrer Weiterentwicklung immer unangemessener geworden ist. Durch grundlegende strukturelle
Veränderungen und auch architektonische Gestaltungsmerkmale wurden folgende
grundlegenden Charakteristika verändert: Ausweitung der Privatsphäre, z. B. durch

Einzelzimmer, Öffnung gegenüber der Umgebung, Installierung von Mitwirkungs-rechten durch das Heimgesetz und Lockerung bezogen auf vorgegebene Zeiten.

Seit 1945 können laut Winter et al. [76] vier Generationen von stationären Pflege-einrichtungen unterschieden werden. Bis in die 1960er-Jahre verfügten Einrichtungen lediglich über eine minimale Ausstattung, die nächtliche Unterbringung erfolgte in der Regel in Schlafsälen. In diesen Verwahranstalten wurden die Bewohner als Insas-sen bezeichnet, was bereits die enge Verbindung zu einem Gefängnis erkennen lässt. Die Pflege spielte in diesen Pflegeeinrichtungen nur eine untergeordnete Rolle.

Bis in die 1970er-Jahre orientierten sich stationäre Einrichtungen dann am Leitbild Krankenhaus. Die Bewohner galten als pflegebedürftige Patienten und nicht mehr als Insassen. Dies war eine erste Reaktion auf bisherige Zustände. Die Pflege nahm nun einen größeren Raum ein, über Gemeinschaftsräume entstanden erste Wohnelemente.

Die dritte Generation entwickelte sich ab den 1980er-Jahren. Hier nahm neben der Pflege nun auch das Wohnen einen deutlich höheren Stellenwert ein. Sie orien-tierte sich am Leitbild Wohnraum. Es sollten Lebensräume entstehen, in denen der Blick nicht länger allein auf die Defizite der Bewohner gerichtet sein sollte, sondern vielmehr auf die Förderung der verbleibenden Ressourcen. Individualität und Pri-vatsphäre wurden verstärkt ermöglicht und es entstanden großzügigere Wohn- und Schlafbereiche. Nach Klie gab es allerdings in den Hamburger Altenheimen noch in den 1980er-Jahren Heime mit 24 Betten-Sälen und Krankenschwestern, die diese nachts durch eine Glasscheibe beobachteten [77].

Die vierte Generation entstand durch das Hausgemeinschaftskonzept. Beteili-gung nach individuellen Möglichkeiten soll gefördert werden, ein Pflegedienst die Versorgung ermöglichen. Die Gestaltung orientiert sich so weit wie möglich an der Häuslichkeit. Hier zeigen sich allerdings Grenzen bei der Versorgung Schwer- und Schwerstpflegebedürftiger.

Aus der Perspektive der in ein Pflegeheim eintretenden Pflegebedürftigen und ihrer Angehörigen behalten jedoch die von Goffman beschriebenen Folgen des Ein-tritts in eine totale Institution bis heute ihre Bedeutung. Dies gilt zumindest für die Sorgen und Befürchtungen, die mit dem Leben in einem Pflegeheim verbunden sind. Zwar trifft der von Goffman dargestellte Zwangscharakter der Einweisung rechtlich bei einer Aufnahme in ein Pflegeheim nicht zu, ist aber in einem anderen Sinne durchaus vorhanden. Der Eintritt ist meist nicht Folge eines selbständig gefassten Beschlusses. Er resultiert häufig aus der nicht mehr möglichen Pflege und Versorgung im eigenen Zuhause, ist also dann Resultat einer „sozialen Zwangslage". Eine der grundlegenden mit dem Übergang in ein Pflegeheim verbunden Befürchtungen ist der von Goffman dargestellte Identitäts- und Würdeverlust. Zwangsweise Eingriffe in die Privatsphäre, nicht Beachtung persönlicher Tabugrenzen, Einschränkungen der Bewegungsfreiheit und Medikamentenversorgung zur Ruhigstellung sind hierfür Beispiele. Bis heute ist teilweise noch eine Nachrangigkeit von persönlicher Zuwendung im Verhältnis zur Sicherstellung von Versorgungsabläufen zu beobachten [66]. Diese gilt es aufmerksam zu verfolgen und durch weitere Reformmaßnahmen zu verbessern und zu verhindern.

Im Sinne einer normativen Richtschnur können Goffmans Analysen der Folgen
des Eintritts in eine Institution für die Betroffenen auch heute ihre Relevanz behalten.
Sie können als normative Leitlinie dazu dienen, alles zu tun, damit die von Goffman
dargestellten Folgen der Entwürdigung und des Verlustes der eigenen Identität mit
dem Eintritt in ein Pflegeheim nicht auftreten. Gerade bei dem zunehmenden Anteil
von Pflegeheimbewohnern mit dementiellen Erkrankungen und den damit verbundenen Verhaltensänderungen stellt dies eine besondere Herausforderung dar. Darauf
bereitet die bisherige Pflegeausbildung noch nicht ausreichend vor. Im Unterschied
zu körperbezogen Pflegehandlungen sind hier vermehrt Einfühlungsvermögen und
die Berücksichtigung biografischer Lebenskontexte der Pflegebedürftigen erforderlich [68]. Auch wenn über die Planung der Bezugspflege vermehrt individuelle
Bedürfnisse berücksichtigt werden sollen, so siegen oftmals im Pflegealltag unter
Zeitdruck die Aufgabenverteilung nach pragmatischen Überlegungen und gewohnten Arbeitsroutinen [78].

### 4.3.3 Wesentliche Herausforderungen und Ausblick

Die Auseinandersetzung mit der Historie von Pflegeheimen in Deutschland lässt die
Überlegung entstehen, ob Pflegeheime nicht generell abgeschafft werden sollten.
Gegen eine rein ambulante Versorgung von Pflegebedürftigen spricht, dass die Ange-
wiesenheit auf die Familie insbesondere bei steigendem Pflegebedarf hoch ist und
längst nicht jeder ein sich kümmerndes Familienmitglied in Wohnortnähe zur Verfügung hat.

Wenn eine komplette Abschaffung der Pflegeheime keine realistische Option
darstellt, so muss es darum gehen, Pflegeheime zu stationären Einrichtungen zu
machen, in der sich die Kultur weiter wandelt und sich als Leitmotiv die Personen-
zentrierung durchsetzt. In diesen Einrichtungen können dann insbesondere Schwer-
und Schwerstpflegebedürftige mit ihren umfassenden Bedarfen und Bedürfnissen
mit möglichst hoher Lebens- und Versorgungsqualität wohnen [79]. Pflegebedürftige
werden noch stärker zu Bewohnern, die Häuslichkeit setzt sich mehr und mehr durch
und die gemeinsame Entscheidungsfindung bekommt einen größeren Stellenwert
für die systematische Qualitätsverbesserung [80]. Zur Steigerung der Versorgungsqualität trägt zudem die spezifische Auseinandersetzung mit Problemfeldern wie der
Schmerzbekämpfung bei [81]. Auch sollte dringend die Einbindung von Haus- und
insbesondere Fachärzten verbessert werden, um auch Krankenhausaufenthalte möglichst zu vermeiden.

Der überwiegende Anteil der Bewohner wird nicht erneut aus dem Pflegeheim
ausziehen, sondern bis zum Tod dort wohnen bleiben. Hieraus ergibt sich die Notwendigkeit einer Sterbebegleitung. Dabei ist fraglich, ob mit den aktuellen personellen Ausstattungen wirkliche Palliativarbeit geleistet werden kann. Eine Möglichkeit
der Verbesserung besteht aber beispielsweise durch die Anbindung und den Ausbau

der Kooperation mit Hospizdiensten [68]. Auch wenn in der Praxis oft so wahrgenommen, ist die durchschnittliche Wohndauer in Pflegeheimen in den letzten Jahren nicht weiter gesunken, sondern unter den männlichen Pflegebedürftigen sogar gestiegen. Dies stellt die These, dass sich Pflegeheime zu Siechenheimen entwickeln, zumindest in Frage [70].

Aus professioneller Sicht hat es in den letzten Jahren verschiedene Aktivitäten zur Verbesserung der Versorgung in der stationären Altenhilfe gegeben. Diese belegen zugleich die wesentlichen Herausforderungen an das professionelle Pflegehandeln. Bedeutsam sind vor allem die „Referenzmodelle zur Förderung der qualitätsgesicherten Weiterentwicklung der vollstationären Pflege" [82] geworden. Darin wurden in einem umfassenden Projekt sechs Qualitätsmaßstäbe für die stationäre Altenpflege entwickelt:
– Unterstützung beim Einzug in eine Pflegeeinrichtung
– Zusammenarbeit mit Angehörigen
– Nächtliche Versorgung
– Sterbebegleitung in Pflegeeinrichtungen
– Kooperation mit niedergelassenen Ärzten
– Überleitungsverfahren bei Krankenhausaufenthalten

Diese Maßstäbe geben Hilfestellung für zentrale Fragen der pflegerischen Versorgung in Alten- und Pflegeheimen und geben Hinweise für eine Optimierung der Pflegeprozesse und der Versorgungskoordination.

## 4.4 Pflegeberatung

Bereits seit Beginn der Pflegeversicherung wird der Pflegeberatung eine hohe Bedeutung bei der Bewältigung von Pflegebedürftigkeit zugeschrieben. Pflegeberatung soll dazu dienen, pflegebedürftige Menschen und ihre Angehörigen, die vielfach eher die Adressaten von Beratungsangeboten sind, in die Lage zu versetzen, informierte Entscheidungen über ihre Pflegesituation zu treffen. Dazu brauchen sie einen Überblick über die ihnen zur Verfügung stehenden Möglichkeiten. Sie benötigen zudem die Begleitung bei der Bewertung ihrer individuellen Lebenssituation, da sie oftmals keine Kenntnisse darüber besitzen, was sie angesichts der Pflegebedürftigkeit ihres Familienmitglieds zu erwarten haben und wie sich die Situation entwickeln kann. Letzteres ist insbesondere in der häuslichen Pflege von Menschen mit Demenz ein wichtiger Aspekt. Weitere Fragen können sich ergeben im Hinblick auf Versorgungskonzepte, Anforderungen aus Behandlungsverfahren, Entlastungsmöglichkeiten für pflegende Angehörige, Pflegehilfsmittel sowie mögliche Alternativen zum häuslichen Pflegearrangement. Nicht zuletzt ist es von Interesse, welche Sozialleistungen bei Pflegebedürftigkeit in Anspruch genommen werden können. Zur Klärung all dieser Fragen kann Pflegeberatung einen guten Beitrag leisten.

> **!** Durch Pflegeberatung sollen pflegebedürftige Menschen und ihre Angehörigen in die Lage versetzt werden, Entscheidungen über ihre Pflegesituation treffen zu können

Von den professionellen Akteuren wird die Wichtigkeit von Informationen über Krankheitsverlauf und damit einhergehende Anforderungen oft unterschätzt. Viele Angehörige äußern sich nach dem Ende ihrer eigenen Pflegesituation enttäuscht und oft auch wütend über die Qualität der erhaltenen Informationen. So haben sie oftmals keine Informationen erhalten, wie sich Weglauftendenzen oder motorische Unruhe von Menschen mit Demenz im Alltag äußern können und wie ihnen zu begegnen ist. Auch wurden sie nicht darüber informiert, dass sie sich auf eine lange Zeit unregelmäßigen und nicht ausreichenden Schlafes einzustellen haben. Das Gefühl der permanenten 24-stündigen Präsenz erleben Angehörige oft bereits zu Beginn einer Pflegesituation sehr deutlich – dennoch fehlt es auch dabei an einer begleitenden Information, dass das noch Jahre so weiter gehen kann und es bereits frühzeitig notwendig ist, Kompensationsstrategien zu entwickeln und für Entlastung zu sorgen. Letztlich hat auch niemand die Angehörigen darauf vorbereitet, wie sie den Umgang mit Harn- und Stuhlinkontinenz beherrschen sollen. So bleiben bei Angehörigen das Gefühl des Allein-Gelassen-Seins und eine gewisse Bitterkeit [71].

### 4.4.1 Pflegeberatung in der Pflegeversicherung

Die Möglichkeiten zur Pflegeberatung haben sich im Laufe der letzten 20 Jahre erheblich erweitert. Zu Beginn der Pflegeversicherung gab es die allgemeine Forderung in § 7 SGB XI, nach der die Pflegekassen die Pflegebedürftigen zu beraten haben, die auf Seiten der Pflegekassen zu unterschiedlichen Aktivitäten geführt hat. Darüber hinaus gab es die Maßgabe nach § 45 SGB XI zur Durchführung von Pflegekursen zur häuslichen Pflege, durch die insgesamt die Pflegebereitschaft in der Bevölkerung gefördert und Pflegekompetenzen und -techniken vermittelt werden sollten. Den dritten und bis heute großen Bereich der Pflegeberatung bilden die Beratungsbesuche nach § 37 Abs. 3 SGB XI. Dabei handelt es sich um verpflichtende Beratungsbesuche für die Pflegebedürftigen, die sich für die Geldleistung in der Pflegeversicherung entschieden haben. Da in diesen Haushalten keine professionelle Pflege eingeschaltet ist, sieht das Gesetz vor, dass regelmäßig ein Beratungsbesuch durch einen ambulanten Pflegedienst, oder neuerdings durch eine Pflegeberatungsstelle, im Haushalt des pflegebedürftigen Menschen durchgeführt wird.

Zur Umsetzung der Beratung nach § 7 SGB XI durch die Pflegekassen gibt es nur wenige systematisch aufbereitete Erkenntnisse. Bekannt ist, dass einige Pflegekassen sehr intensiv in ihren Geschäftsstellen beraten haben. Bei den Pflegekursen nach § 45 SGB XI stellte sich relativ früh nach ihrer Umsetzung heraus, dass die Kurse nicht in erwartetem Umfang nachgefragt werden. Außerdem existierten eine Vielzahl von unterschiedlichen konzeptionellen Ansätzen für diese Kurse [83]. Als ein Grund für die geringe Beteiligung wurde angesehen, dass es für viele pflegende Angehörige, die die Hauptzielgruppe für die Kurse bildeten, eine Beteiligung deshalb schwierig ist, weil sie ihr pflegebedürftiges Familienmitglied nicht allein lassen wollen oder können. Aus anderen in Kapitel 3 und 4.1 bereits angesprochenen Studien zur Situation von pflegenden Angehörigen kann darüber hinaus die Vermutung abgeleitet werden, dass die Kurse für viele Angehörige deshalb nicht attraktiv waren, weil sie zu wenig auf ihre Situation zugeschnitten sind oder weil der Bedarf der Angehöri-gen weniger im Erlernen von Pflegetechniken, sondern im Austausch mit anderen Angehörigen liegt. Viele Pflegekassen haben darauf reagiert, indem sie Verträge mit ambulanten Pflegediensten zur Durchführung individueller häuslicher Schulungen abgeschlossen haben. Darüber ist es möglich, dass ein Pflegedienst im Haushalt des Pflegebedürftigen Schulungen durchführt, die auf die individuelle Situation (ein-schließlich der räumlichen Bedigungen) zugeschnitten sind und zudem die gezielte Beratung ermöglichen. Die Verträge der Pflegekassen sind nicht identisch, aber im Kern sehen sie 4 bis 8 Besuche zur individuellen häuslichen Schulung vor.

Die Beratungsbesuche nach § 37 Abs. 3 SGB XI gibt es in weitgehend unverän-derter Form seit Einführung der Pflegeversicherung. Pflegebedürftige der Pflegestu-fen I und II erhalten den Besuch halbjährlich durch einen von ihnen ausgewählten ambulanten Pflegedienst und Pflegebedürftige in der Pflegestufe III vierteljährlich. Seit dem Pflegeweiterentwicklungsgesetz von 2008 können die Besuche auch durch andere Pflegeberatungsstellen durchgeführt werden. Die Privaten Pflegeversiche-rungsunternehmen haben mit der COMPASS Pflegeberatung ein eigenes Unterneh-men zur Pflegeberatung gegründet.

Obwohl die Beratung von Pflegebedürftigen und Angehörigen, die bislang noch keine professionellen Hilfen in Anspruch nehmen, das Potenzial besitzt, Verschlech-terungen der Situation entgegenzuwirken, wird die Ausgestaltung der Beratungs-besuche nur äußerst zurückhaltend diskutiert und weiterentwickelt [84]. Dies liegt zum Einen daran, dass es vielfältige strukturelle Auseinandersetzungen zu den Besu-chen gibt und es bislang nicht gelungen ist, sich auf Grundprinzipien der inhaltli-chen Ausgestaltung zu verständigen. Zwischen den Kostenträgern und Leistungser-bringern gibt es zudem einen andauernden Streit über die Vergütung der Besuche, die ursprünglich bei 16 Euro für Besuche in den Pflegestufen I und II und 26 Euro für Besuche in der Pflegestufe III lag. Mittlerweile wurde die Vergütung auf 21 bzw. 31 Euro erhöht. Unabhängig davon, ob diese Vergütung als angemessen oder unan-gemessen bewertet wird, hat die Höhe der Vergütung einen Einfluss auf die Dauer der Beratung, die bei etwa einer halben Stunde liegt [84].

Im Verbund mit den hier nur kurz angesprochenen strukturellen Schwierigkeiten der Beratungsbesuche ist zu berücksichtigen, dass es sich bei den Besuchen um ver-pflichtende Beratungen handelt. Ein Grundsatz jeglicher Beratungsarbeit ist jedoch die Freiwilligkeit der Inanspruchnahme. Aufgrund des verpflichtenden Charakters wurden die Besuche daher auch als Kontrollbesuche oder Pflege-TÜV bezeichnet.

Die Ergebnisse einer der wenigen zu diesen Besuchen durchgeführten Studie zeigt jedoch, dass die Verpflichtung zur Beratung nicht unbedingt ein Hinderungsgrund sein muss, um unterstützende Beratungen durch ambulante Pflegedienste zu erfahren [84]. Es empfiehlt sich daher, Konzepte für die Durchführung dieser Besuche zu entwickeln. Ein Beispiel ist das 5-F-Konzept [85]. Die 5-Fs stehen darin für die Themenfelder: Familie/ pflegende Angehörige; Finanzierung der Pflegesituation; Fertigkeiten und Fragen der praktischen Pflege; Freunde, Bekannte, Nachbarn sowie Freiraum für die pflegenden Angehörigen. Diese Themenfelder sollten in dem begrenzten zeitlichen Rahmen zur Sprache kommen, um eine Grundlage zu haben, auf der sich die Beraterin ein Bild von der Situation machen und die Beratung entsprechend gestalten oder auf andere Beratungsangebote verweisen zu können.

## 4.4.2 Impulse durch das Pflegeweiterentwicklungsgesetz

Eine erhebliche Weiterentwicklung der Pflegeberatung gab es durch das Pflegeweiterentwicklungsgesetz von 2008. Dadurch wurde pflegebedürftigen Menschen in Deutschland ein Rechtsanspruch nach § 7a SGB XI auf Pflegeberatung eingeräumt, den die Pflegekassen sicherzustellen haben. Parallel dazu sollten durch den Aufbau von Pflegestützpunkten nach § 92c SGB XI entscheidende Impulse zur Verbesserung der pflegerischen Infrastruktur in Deutschland gegeben werden. Mit diesen gesetzlichen Festlegungen wurde dem gestiegenen Bedarf an Beratung zu Gesundheits- und Pflegefragen Rechnung getragen. Dieser Bedarf setzt sich vorrangig aus den folgenden Aspekten zusammen [86]:
– Die Veränderungen des Krankheitsspektrums von akuten zu chronischen Erkrankungen bedeuten für die betroffenen Menschen, dass sie durch die Krankheit erhöhte und in der Regel langfristige Anforderungen zu bewältigen haben und dabei der Unterstützung und Beratung bedürfen.
– Aufgrund des langfristigen Verlaufs dieser Erkrankungen besteht vielfach Unsicherheit bei zu treffenden Entscheidungen – viele pflegende Angehörige weisen z. B. nach langer Pflegetätigkeit immer wieder darauf hin, dass sie andere Entscheidungen in ihrer häuslichen Pflegesituation getroffen hätten, wenn Sie bei der Übernahme der Pflege den gleichen Wissensstand gehabt hätten wie nach längerer Zeit – es besteht daher ein Bedarf an Einschätzungs- und Entscheidungshilfen.
– Beratung ist zudem notwendig um Hilfen zur Aufrechterhaltung der Selbständigkeit durch Hilfsmittel zu geben oder die dazu notwendigen Informationen und das entsprechende Wissen bereitzustellen.
– Ein letzter und entscheidender Aspekt für den Aufbau der Pflegestützpunkte ist die Herstellung von Transparenz in der Versorgungslandschaft, da bereits heute die Verfügbarkeit von Beratungsangeboten weniger ein Problem darstellt als vielmehr die Suche nach dem richtigen Angebot und dem entsprechenden Zugang.

Konkret können sechs Ziele benannt werden, die mit dem Aufbau der Pflegestützpunkte verfolgt werden [87, 88]:

– Es sollten im unmittelbaren Lebensumfeld der Menschen gut auffindbare und zugängliche Informations- und Anlaufstellen zu Pflegefragen geschaffen werden.
– Eine wichtige Aufgabe besteht in der Durchführung der Versorgungsplanung, zu der die Einschätzung der individuellen und familiären Bedarfslage, die Planung der Versorgung und die Vermittlung der notwendigen Dienste und Hilfen gehören.
– Zur Herstellung von Versorgungskontinuität sollen die Pflegestützpunkte die Vernetzung und Koordination der vor Ort aktiven Akteure unterstützen.
– Unterstützung häuslicher Pflegearrangements
– Förderung der wohnortnahen Entwicklung der Pflegeinfrastruktur und in diesem Rahmen Erstellung von Übersichten über lokal verfügbare Angebote und Akteure.
– Die Pflegestützpunkte sollen zudem einen Beitrag zur Bewältigung der drei zentralen Fragen der pflegerischen Langzeitversorgung leisten: Sie sollen die Zugänglichkeit der Dienste und Angebote verbessern, die Qualität der Versorgung sicherstellen und für die Nachhaltigkeit in der Pflege sorgen.

Ob die hohen Erwartungen erfüllt wurden, lässt sich nur schwer bestimmen, da die Umsetzung des Aufbaus der Pflegestützpunkte in der Verantwortung der Bundesländer liegt, die sehr unterschiedliche Vorgehensweisen an den Tag legten. Hinweise zur Umsetzung finden sich in der Werkstatt Pflegestützpunkte, in der das Kuratorium Deutsche Altershilfe [89] die Entwicklung von bundesweit 16 Pilotstützpunkten begleitet und ausgewertet hat. Danach fanden im Durchschnitt in den Pflegestützpunkten 120 Kontakte pro Monat mit Ratsuchenden statt, wobei es eine Spannweite von 18 bis 530 Kontakten zwischen den einzelnen Stützpunkten gab – ein Indikator dafür, dass es in den Pilotstützpunkten in unterschiedlichem Maß gelungen ist, sich als lokale Anlaufstelle für Pflegefragen zu etablieren.

---

Trotz der Vielfalt an Beratungsangeboten und ihrer hohen Bedeutung ist es für pflegebedürftige Menschen und ihre Angehörigen nicht immer leicht, ein passendes Beratungsangebot zu finden ❗

---

Die Themen, um die es in den Pflegestützpunkten ging, waren nach Häufigkeit: Fragen zur Pflegeversicherung (Leistungen und Verfahren), zum Wohnen (Verbleib in der Wohnung, Wohnraumanpassung), Finanzen (Wie lassen sich anfallenden Kosten bewältigen?), Leistungsanbieter (Wen gibt es und was machen die?), Entscheidungshilfen zur ambulanten Betreuung, Demenz (Was bedeutet es und worauf muss man sich einstellen?), vorpflegerische Hilfen, z. B. hauswirtschaftliche Hilfen, die für einen Verbleib in der häuslichen Umgebung eine hohe Bedeutung haben. Die Leistungen, die in den Pflegestützpunkten erbracht werden, sind vorwiegend Einzelinformationen (die auch telefonisch erfolgen können) mit 48 %, Beratungsgespräche mit 42 % und Fallsteuerung/Case-Management mit 9 % [89].

### 4.4.3 Beratung als pflegerisches Handlungsfeld

Die steigende Bedeutung der Pflegeberatung ist eine große Herausforderung für die professionellen Akteure. Im Selbstverständnis vieler Pflegekräfte ist die Beratung ein fester Bestandteil der Pflegepraxis. Dennoch ist über Art, Umfang und Auswirkung pflegerischer Beratung nur wenig bekannt. Unbestritten ist, dass die Beratung in der Pflege oftmals als pflegebegleitende Beratung stattfindet, d.h. es wird während anderer Tätigkeiten, sozusagen nebenbei, beraten. Faktisch lässt sich diese Vorgehensweise jedoch nicht als tatsächliche Beratung bezeichnen, da es sich bestenfalls um gut gemeinte, sicherlich vielfach auch hilfreiche Gespräche, jedoch nicht im eigentlichen Sinn um Beratung handelt. Für das professionelle Handlungsfeld ist es wichtig zu differenzieren zwischen den vielfach unter dem Sammelbegriff der Beratung zusammengefassten Begriffen der Information, Beratung, Edukation und Case-Management. Sie alle sind als eigenständige pflegerische Handlungen bzw. Interventionen zu verstehen, denen unterschiedliche Interventionslogiken zugrunde liegen [45]. Diese gilt es in der professionellen Beratung zu berücksichtigen.

Die Interventionslogik von Information und Aufklärung besteht darin, dass eine Person eine andere über etwas unterrichtet und ein angenommenes Informationsgefälle aufhebt. Es wird davon ausgegangen, dass die informierende Person etwas weiß, was die informierte Person nicht weiß. Ob die informierte Person sich dieses Wissen aneignet, es verarbeitet oder gar nutzt, ist eine zweite Frage, die die informierende Person oft nicht beantworten und die sie auch nur bedingt beeinflussen kann. Information und Aufklärung können allgemein zu Fragen der Pflege gegeben werden oder mit einer stärkeren Ausrichtung auf bestimmte gesundheitsrelevante Aspekte wie z. B. zu Fragen der Symptome bestimmter Krankheiten oder der Vermeidung von Infektionen. Information und Aufklärung setzen auf kognitive Prozesse, die stimuliert werden und zu Verhaltensänderungen führen sollen. Zu beachten ist, dass in der heutigen Zeit vielfach nicht der Informationsmangel ein Problem darstellt als vielmehr die Informationsflut. Entsprechend ist die Orientierungshilfe bei der Erkennung der Bedeutung und Relevanz der vielen Informationen gefragt.

Demgegenüber besteht das Hauptanliegen der Beratung in der Unterstützung bei individuellen Problemsituationen und der Entwicklung von Strategien zur Problemlösung. Dazu gehört mehr als nur die Bereitstellung von Wissen, die zwar ein wichtiger Bestandteil, allein aber nicht ausreichend ist. Beratung will Klärungs- und Orientierungshilfen geben. Das bedeutet, dass eine Hilfestellung bei der eigentlichen Problembeschreibung und -identifikation ebenso dazugehört wie das Aufzeigen und die gemeinsame Entwicklung von möglichen Lösungsansätzen.

Beim Case-Management handelt es sich um eine spezialisierte Intervention, die von Ewers und Schaeffer [46] definiert wird als eine auf den Einzelfall ausgerichtete, diskrete, d.h. von unterschiedlichen Personen in diversen Settings anwendbare Methode zur Realisierung von Patientenorientierung und Patientenpartizipation sowie Ergebnisorientierung in komplexen und hochgradig arbeitsteiligen Sozial- und Gesundheitssystemen.

Zusammengefasst sei noch einmal betont, dass es wichtig ist, diese unterschied-lichen Interventionen, die in der Beratungspraxis in der Regel alle vorkommen, zu kennen und zu beherrschen. Vielfach reicht es ratsuchenden Menschen aus, wenn sie eine oder mehrere Informationen bekommen, die sie in die Lage versetzen, ihr Anlie-gen selbst weiter zu verfolgen. Für die Beratung in den Pflegestützpunkten dürfte die Frage, was getan werden muss, wenn ein Familienmitglied pflegebedürftig ist, zum Alltag gehören. Daran lassen sich die verschiedenen Interventionslogiken gut auf-zeigen. Vielen Menschen dürfte bei dieser Frage mit dem Hinweis, dass ein Antrag bei der Pflegekasse gestellt werden kann und einem Informationsblatt, auf dem die unterschiedlichen Leistungen der Pflegeversicherung zusammengefasst sind, bereits ausreichend geholfen sein, wohingegen bei anderen eine intensivere Beratung not-wendig ist, um die notwendigen Entscheidungsprozesse innerhalb einer sich neu her-ausbildenden häuslichen Pflegesituation zu unterstützen. In anderen Fällen dürfte sogar eine Beratung nicht ausreichend, sondern aufgrund der großen Komplexität der Situation ein Case-Management erforderlich sein. Die Aufgabe derjenigen, die in Pfle-gestützpunkten und Pflegeberatungsstellen arbeiten, ist es herauszufinden, welche Art der Intervention in den gegebenen Situationen angezeigt ist und diese dann auch anzuwenden. Bislang nicht angesprochen wurde, dass in der Zukunft davon aus-zugehen ist, dass Beratung immer öfter im nicht persönlichen Kontakt nachgefragt werden wird und dass die telefonische oder online-Anfrage zunehmende Bedeutung erlangt – eine Herausforderung, die bislang nur unzureichend aufgegriffen wurde.

## Literaturverzeichnis

[1]   Statistisches Bundesamt. Pflegestatistik 2007, Pflege im Rahmen der Pflegeversicherung, Deutschlandergebnisse. Wiesbaden, Statisches Bundesamt, 2008.

[2]   Statistisches Bundesamt. Pflegestatistik 2011, Pflege im Rahmen der Pflegeversicherung, Deutschlandergebnisse. Wiesbaden, Statistisches Bundesamt, 2013.

[3]   Schneekloth U, Wahl HW (Hg.). Möglichkeiten und Grenzen selbständiger Lebensführung in privaten Haushalten (MuG III), Repräsentativbefunde und Vertiefungsstudien zu häuslichen Pflegearrangements, Demenz und professionellen Versorgungsangeboten, Integrierter Abschlussbericht im Auftrag des Bundesministeriums für Familie, Senioren, Frauen und Jugend. München, BMFSFJ, 2005.

[4]   Rothgang H, Kulik D, Müller R, Unger R. GEK-Pflegereport 2009. Schwäbisch Gmünd, GEK, 2009.

[5]   Twigg J, Atkin K. Carers perceived, Policy and Practice in informal care. Buckingham, Philadelphia, Open University Press, 1994.

[6]   Backes GM, Amrhein L, Wolfinger M. Gender in der Pflege, Herausforderungen für die Politik Expertise im Auftrag der Friedrich-Ebert-Stiftung. Bonn, Friedrich-Ebert-Stiftung, 2008.

[7]   Döhner H, Kofahl C, Lüdecke D, Mnich E (Hg.). Family care for older people in Germany, Results from the European project EUROFAMCARE. Münster, Lit-Verlag, 2008.

[8]  Witucki Brown J, Chen S-L, Mitchell C, Province A. Help-seeking by older husbands caring for wives with dementia. Journal of Advanced Nursing, 2007, 59, 4, 352–360.

[9]  Etters L, Goodall D, Harrison BE. Caregiver burden among dementia patient caregivers: A review of the literature. Journal of the American Academy of Nurse Practitioners, 2008, 20, 8, 423–428.

[10] Visser-Meily JMA, Post MWM, Riphagen I, Lindeman E. Measures used to assess burden among caregivers of stroke patients: a review. Clinical Rehabilitation, 2004, 18, 6, 601–623.

[11] Cameron JI, Gignac MAM. „Timing it right“: A conceptual framework for addressing the support needs of family caregivers to stroke survivors from the hospital to the home. Patient Education and Counselling, 2008, 70, 3, 305–314.

[12] Simon C, Kumar S, Kendrick T. Formal support of stroke survivors and their informal carers in the community: a cohort study. Health and Social Care in the Community, 2008, 16, 6, 582–592.

[13] Caress AL, Luker KA, Chalmers KI, Salmon MP. A review of the information and support needs of family carers of patients with chronic obstructive pulmonary disease. Journal of Clinical Nursing, 2009, 18, 4, 479–491.

[14] Horn A. Pflegende Angehörige wachkomatöser Menschen. Bern, Huber, 2008.

[15] Bee PE, Barnes P, Luker KA. A systematic review of informal caregivers' needs in providing home-based end-of-life care to people with cancer. Journal of Clinical Nursing, 2009, 18, 10, 1379–1393.

[16] Philipp-Metzen HE. Die Enkelgeneration im ambulanten Pflegesetting bei Demenz, Ergebnisse einer lebensweltorientierten Studie. Wiesbaden, VS-Verlag, 2008.

[17] Fischer LR, Eustis NN. Care at home: Family caregivers and home care workers. In: Kahana E, Biegel DE, Wykle ML (Hg.). Family caregiving across the lifespan. Thousand Oaks, Sage, 1994, 287–311.

[18] Bowers B. Intergenerational caregiving: adult caregivers and their ageing parents. Advances in Nursing Science, 1987, 9, 2, 20–31.

[19] Nolan M, Grant G, Keady J. Understanding Family Care. Buckingham, Philadelphia, Open University Press, 1996.

[20] Schnepp W. Im Angesicht des Anderen: Schützen müssen. In: Pflege & Gesellschaft, 2006, 11, 1, 61–76.

[21] Müller T, Bird K, Bohns S. Pflegende Angehörige – eine Selbstverständlichkeit? Pflege im Kontext von Lebensverlauf und Familie. In: Bertram H, Krüger H, Spieß CK (Hg.). Wem gehört die Familie der Zukunft? Expertisen zum 7. Familienbericht der Bundesregierung. Opladen, Leske und Budrich, 2006, 301–326.

[22] Pinquart M, Sörensen S. Differences between caregivers and noncaregivers in psychological and physical health: A Meta-Analysis. Psychology and Aging, 2003, 18, 2, 250–267.

[23] Pinquart M, Sörensen S. Gender differences in caregiver stressors, social resources, and health: An updated Meta-Analysis. Journal of Gerontology: Psychological Sciences, 2006, 61B, 1, 33–45.

[24] Pinquart M, Sörensen S. Correlates of physical health of informal caregivers: A Meta-Analysis. Journal of Gerontology: Psychological Sciences, 2007, 62B, 2, 126–137.

[25] Blom M, Duijnstee M, Schnepp W. Wie soll ich das nur aushalten? Mit dem Pflegekompass die Belastung pflegender Angehöriger einschätzen. Bern, Huber, 1999.

[26] Stephens MAP, Franks MM. All in the family: Providing care to chronically ill and disabled older adults. In: Qualls SH, Zarit SH (Hg.). Aging Families and caregiving. Hoboken, New Jersey, Wiley, 2009, 61–83.

[27] Görres S. Familienpflege und Angehörigenkarrieren. Zeitschrift für Gerontologie, 1993, 26, 5, 378–385.

[28] Gunzelmann T. Problemsituation und Beratung von Angehörigen dementiell erkrankter älterer Menschen: Stand von Forschung und Praxis. Zeitschrift für Gerontopsychologie und –psychiatrie, 1991, 1, 41–56.

[29] Koppelin F. Soziale Unterstützung pflegender Angehöriger, Theorien, Methoden, Forschungs-
beiträge. Bern, Huber, 2008.

[30] Kofahl C, Lüdecke D, Döhner H. Der Einfluss von Betreuungsbedarf und psychosozialen
Determinanten auf Belastung und Wohlbefinden von pflegenden Angehörigen alter Menschen.
Ergebnisse aus der deutschen Teilstichprobe des Projekts EUROFAMCARE. Pflege &
Gesellschaft, 2009, 14, 3, 236–253.

[31] Büker C. Pflegende Angehörige stärken, Information, Schulung und Beratung als Aufgaben der
professionellen Pflege. Stuttgart, Kohlhammer, 2009.

[32] Dammert M. Angehörige im Visier der Pflegepolitik, Wie zukunftsfähig ist die subsidiäre Logik
der deutschen Pflegeversicherung? Wiesbaden, VS-Verlag, 2009.

[33] Büscher A. Ambulante Pflege. In: Schaeffer D, Wingenfeld K (Hg.). Handbuch Pflegewissenschaft. Weinheim, Juventa, 2011, 491–512.

[34] Hackmann M. Zur Geschichte der Gesundheitsförderung in der ambulanten Pflege. In: Gehring M,
Kean S, Hackmann M, Büscher A (Hg.). Familienbezogene Pflege. Bern, Huber, 2001, 209–219.

[35] Steppe H. Krankenpflege ab 1933. In: Steppe H (Hg.). Krankenpflege im Nationalsozialismus.
Frankfurt, Mabuse, 1996, 61–85.

[36] Moers M. Ambulante Pflege in Deutschland – auf dem Weg zur Gemeinwesenorientierung?
Pflege, 1997, 10, 2, 101–112.

[37] Schaeffer D. Grenzen ambulanter Pflege. Veröffentlichungsreihe der Forschungsgruppe
Gesundheitsrisiken und Präventionspolitik im Wissenschaftszentrum Berlin für Sozialforschung, P92–210. Berlin, WZB, 1992.

[38] Schaeffer D. Ambulante Schwerkrankenpflege, Entwicklungen und Herausforderungen in
Deutschland. In: Schaeffer D, Ewers M (Hg.). Ambulant vor stationär, Perspektiven für eine
integrierte ambulante Pflege Schwerkranker. Bern, Huber, 2002, 17–44.

[39] Schaeffer D, Büscher A, Ewers M. Ambulante pflegerische Versorgung alter Menschen. In:
Kuhlmey A, Schaeffer D (Hg.). Alter, Gesundheit und Krankheit. Bern Huber, 2008, 352–369.

[40] BMAS – Bundesministerium für Arbeit und Sozialordnung. Bericht über die Entwicklung der
Pflegeversicherung. Bonn, BMAS, 1998.

[41] Gemeinsamer Bundesausschuss – G-BA. Richtlinien über die Verordnung von häuslicher
Krankenpflege in der vertragsärztlichen Versorgung nach § 92 Abs. 1 Satz 2 Nr. 6 und § 7 SGB V
in der Fassung vom 17.09.2009, zuletzt geändert am 19.09.2013, veröffentlicht im Bundes-
anzeiger Nr. 21a, Beilage vom 09.02.2010. Abrufbar unter: http://www.g-ba.de/informationen/
richtlinien/11/ (letzter Zugriff: 07.03.2014)

[42] Estes CL, Swan JH. The long-term care crisis: Elders trapped in the no-care zone. Newbury Park,
Sage, 1993.

[43] Möller A, Osterfeld A, Büscher A. Soziale Ungleichheit in der ambulanten Pflege. In: Zeitschrift
für Gerontologie und Geriatrie, 2013, 46, 312–316.

[44] Blinkert B, Klie T. Die Versorgungssituation pflegebedürftiger Menschen vor dem Hintergrund
von Bedarf und Chancen. In: Bauer U, Büscher A (Hg.). Soziale Ungleichheit und Pflege, Beiträge
sozialwissenschaftlich orientierter Pflegeforschung. Wiesbaden, VS-Verlag, 2008, 238–255.

[45] Schaeffer D, Schmidt-Kähler S (Hg.). Lehrbuch Patientenberatung. Bern, Huber, 2012.

[46] Ewers M, Schaeffer D. Case-Management in Theorie und Praxis. Bern, Huber, 2005.

[47] Haslbeck J, Schaeffer D. Selbstmanagementförderung bei chronischer Krankheit: Geschichte,
Konzept und Herausforderungen. Pflege, 2007, 20, 2, 82–92.

[48] Van der Boom H. Home nursing in Europe, Patterns of professionalisation and institutiona-
lisation of home care and family care to elderly people in Denmark, France, the Netherlands and
Germany. Amsterdam, Askant, 2008.

[49] SVR – Sachverständigenrat zur Begutachtung der Entwicklung im Gesundheitswesen.
Koordination und Integration – Gesundheitsversorgung in einer Gesellschaft des längeren
Lebens, Sondergutachten 2009. Berlin, 2009.

[50] Van den Berg N, Meinke C, Heymann R, Dreier A, Terschüren C, Hoffmann W. Community Medicine Nurses – Arztunterstützung in ländlichen Regionen. Pflege & Gesellschaft, 2007, 12, 2, 118–134.

[51] Ward-Griffin C, McKeever P. Relationships between nurses and family caregivers: Partners in Care? Advances in Nursing Science, 2000, 22, 3, 89–103.

[52] Büscher A. Negotiating helpful action. Acta Universitatis Tamperensis 1206. Tampere, Tampere University Press, 2007.

[53] Roth G. Qualitätsmängel und Regelungsdefizite der Qualitätssicherung in der ambulanten Pflege, Nationale und internationale Forschungsergebnisse. Schriftenreihe des Bundesministeriums für Familie, Senioren, Frauen und Jugend, Band 226, Stuttgart, Kohlhammer, 2001.

[54] Noelker LS, Bass DM. Home care for elderly persons: Linkages between formal and informal caregivers. Journal of Gerontology: Social Science, 1989, 44, 2, 63–70.

[55] Zeman P. Vernetzung von Lebenswelten und Professionen in der Pflege. In: Schmidt R, Thiele A (Hg.). Konturen der neuen Pflegelandschaft, Positionen, Widersprüche, Konsequenzen. Regensburg, Transfer Verlag, 1998, 111–120.

[56] Jeon YH. Shaping mutuality: Nurse – family caregiver interactions in caring for older people with depression. International Journal of Mental Health Nursing, 2004, 13, 126–134.

[57] Klie T, Spermann A (Hg.). Persönliche Budgets – Aufbruch oder Irrweg? Hannover, Vincentz-Verlag, 2004.

[58] Neuhaus A, Isfort M, Weidner, F. Situation und Bedarfe von Familien mit mittel- und osteuropäischen Haushaltshilfen. Köln, Deutsches Institut für angewandte Pflegeforschung e.V., 2009.

[59] Anonymus. Wohin mit Vater? Ein Sohn verzweifelt am Pflegesystem. Frankfurt am Main, Fischer, 2007.

[60] OECD. Long-term care for older people, The OECD Health Project. Paris, OECD, 2005.

[61] WHO Regional Office for Europe. The solid facts, Home Care in Europe. Kopenhagen, WHO Europe, 2008.

[62] WHO – World Health Organization. Key policy issues in long-term care. WHO, Genf, 2003.

[63] Schneekloth U. Hilfe- und Pflegebedürftige in Alteneinrichtungen 2005, Schnellbericht zur Repräsentativerhebung im Forschungsprojekt „Möglichkeiten und Grenzen selbständiger Lebensführung in Einrichtungen" (MuG IV) im Auftrag des Bundesministeriums für Familie, Senioren, Frauen und Jugend. München, BMFSFJ, 2006.

[64] Moore KL, Boscardin WJ, Steinman MA, Schwartz JB. Age and sex cariation in prevalence of chronic medical conditions in older resitends of U.S. nursing homes. Journal of the American Geriatrics Society, 2012, 60, 756–764.

[65] Schaeffer D. Unterstützungsbedarf pflegender Angehöriger von dementiell Erkrankten. Ergebnisse einer empirischen Untersuchung. Psychomed, 2001, 13, 242–249.

[66] Wingenfeld K, Schnabel PE. Pflegebedarf und Leistungsstruktur in vollstationären Pflegeeinrichtungen. Düsseldorf, Landespflegeausschuss Nordrhein-Westfalen, 2002.

[67] Bickel H. Demenzsyndrom und Alzheimer Krankheit. Eine Schätzung des Krankenbestandes und der jährlichen Neuerkrankungen in Deutschland. Gesundheitswesen, 2000, 62, 211–218.

[68] Wingenfeld K. Stationäre pflegerische Versorgung alter Menschen. In: Kuhlmey A, Schaeffer D (Hg.). Alter, Gesundheit und Krankheit. Bern, Huber, 2008, 370–381.

[69] Schneekloth U, Törne von I. Entwicklungstrends in der stationären Versorgung – Ergebnisse der Infratest Repräsentativerhebung. In: Schneekloth U, Wahl HW (Hg.). Pflegebedarf und Versorgungssituation bei älteren Menschen in Heimen. Demenz, Angehörige und Freiwillige, Bespiele für „Good Practice". Stuttgart, Kohlhammer, 2009, 49–158.

[70] Rothgang H, Müller R, Unger R. BARMER GEK Pflegereport 2013. Siegburg, Asgard-Verlagsservice GmbH, 2013.

[71] Büscher A. „Die Kraft und die Last des Tragens". Pflegende Angehörige und Demenz. In: pflegen: Demenz, 2008, 9, 4, 7–11.

[72] Kuratorium Deutsche Altershilfe (KDA) (Hg.). Familiäre Kontakte und die Einbeziehung von Angehörigen in die Betreuung und Pflege in Einrichtungen. Köln, KDA, 2000.

[73] Keim W. Erziehung unter der Nazi-Diktatur. Band 1: Antidemokratische Potentiale, Machtantritt und Machtdurchsetzung. Darmstadt, Wissenschaftliche Buchgesellschaft, 1995.

[74] Kondratowitz von HJ. Geschichte der Altenpflege. In: Wallrafen-Dreisow H (Hg.). Ich bin AltenpflegerIn. Hannover, Vincentz, 1990, 63–76.

[75] Goffman, E. Asyle. Über die soziale Situation psychiatrischer Patienten und anderer Insassen. Frankfurt am Main, Suhrkamp, 1972.

[76] Winter HP, Gennrich R, Haß P. Werkstattbericht zur Entwicklung familienähnlicher Wohn- und Lebensformen für pflegebedürftige und/ oder verwirrte alte Menschen. In: Kuratorium deutsche Altershilfe (Hg.). Architektur und Gerontologie, Band 2, Hausgemeinschaften. Köln, Verlag KDA, 1999.

[77] Klie T. Wen kümmern die Alten? Auf dem Weg in eine sorgende Gesellschaft. München, Pattloch Verlag, 2014.

[78] Müller H. Arbeitsorganisation in der Altenpflege. Ein Beitrag zur Qualitätsentwicklung und Qualitätssicherung. Hannover, Schlütersche, 2001.

[79] Sowinski C, Strunk-Richter G, Michell-Auli P. Die qualitätsgeleitete KDA. Pflegeoase verzichtet auf Mehrbettzimmer. Die Schwerster, der Pfleger, 2009, 10, 8–11.

[80] Koren NJ. Person-Centered care for nursing home residents: The culture-change movement. Health Affairs, 2010, 29, 2, 312–317.

[81] Zimmermann S, Shier V, Saliba D. Transforming Nursing Home Culture: Evidence for Practice and Policy. The Gerontologist, 2014, 54, 1–5.

[82] Ministerium für Arbeit, Gesundheit und Soziales des Landes Nordrhein-Westfalen (Hg.). Vom Referenzmodell zum Referenzkonzept, Abschlussbericht der beteiligten Institute 2004–2006. Düsseldorf, MAGS NRW, 2007.

[83] Dörpinghaus, S. Evaluation von Pflegekursen, Stärken und Herausforderungen. Pflege & Gesellschaft, 2006, 11, 3, 223–240.

[84] Büscher A, Holle B, Emmert S, Fringer A. Häusliche Pflegeberatung für Geldleistungsbezieher in der Pflegeversicherung. Zeitschrift für Gerontologie und Geriatrie, 2010, 43, 103–110.

[85] Holle B. Das 5-F Konzept häuslicher Pflegeberatung, Eine empirisch begründete Interventionsentwicklung. Witten, Inaugural-Dissertation zur Erlangung des Grades eines Doktor rerum medicinalium der Universität Witten-Herdecke, 2009.

[86] Schaeffer D (Hg.). Bewältigung chronischer Krankheit im Lebenslauf. Bern, Huber, 2009.

[87] Schaeffer D, Kuhlmey A. Pflegestützpunkte als neue ambulante Versorgungszentren für Menschen mit Pflegebedarf. Pflege & Gesellschaft, 2008, 13, 1, 90–91.

[88] Büscher A, Schaeffer D. Zugänglichkeit und Nachhaltigkeit in der Langzeitversorgung – der Aufbau von Pflegestützpunkten vor dem Hintergrund internationaler Erfahrungen. Pflege & Gesellschaft, 2009, 14, 3, 197–215.

[89] KDA – Kuratorium Deutsche Altershilfe. Was leisten Pflegestützpunkte? Konzeption und Umsetzung. Köln, KDA, 2010.

Das letzte Kapitel dieses Buches ist der Frage gewidmet, warum und zu welchem Zeitpunkt pflegebedürftige Menschen und ihre Angehörigen Unterstützungsleistungen in Anspruch nehmen. Wie bereits in Kapitel 1 angedeutet, bietet die Verfügbarkeit von Unterstützungsmöglichkeiten allein keine Gewähr für ihre Inanspruchnahme. Diese ist vielmehr das Resultat vielschichtiger Entscheidungsprozesse. Bevor diese eingehender betrachtet werden, sind die wesentlichen Unterstützungsformen nachfolgend noch einmal zusammengefasst.

## 5.1 Welche Unterstützungsleistungen gibt es?

Wie in Kapitel 4 gezeigt wurde, werden Unterstützungen im Falle der Pflegebedürftigkeit in vielfältigen Formen und durch unterschiedliche Akteure und Institutionen erbracht. Sie reichen von kleinen nachbarschaftlichen Hilfen bei der Erledigung der Alltagsverpflichtungen bei einer häuslichen Pflegesituation bis hin zur vollen Versorgung in einem Pflegeheim. Bezogen auf die Unterstützungsakteure können folgende Arrangements unterschieden werden:
- familiale, die auch als informelle bezeichnet werden, in denen die Pflege allein durch private Helfer sichergestellt wird
- professionelle, bei denen die gesamte Versorgung durch professionelle Pflegekräfte erfolgt
- kooperative, in die sowohl private Helfer als auch Pflegedienste eingebunden sind [1].

Die gegenwärtige Situation der Unterstützung im Pflegefall ist dadurch gekennzeichnet, dass diese in überwiegendem Maße von Angehörigen (Familie, andere Verwandte, Freunde, Nachbarn) geleistet wird. Versorgen und betreuen sie den Pflegebedürftigen allein, so wird, wie oben beschrieben, von familialen oder informellen Pflegearrangements gesprochen. Diese Form der Betreuung ist in Deutschland am weitesten verbreitet [2]. In den meisten Pflegearrangements ist nicht ein Angehöriger der alleinige Helfer für den Pflegebedürftigen. In mehr als jedem dritten Arrangement sind sogar drei und mehr unterstützende Personen eingebunden. Jedoch übernehmen nach wie vor mehrheitlich die Ehepartner die Rolle der Hauptpflegeperson. Sind diese bereits verstorben, so kompensieren Kinder, vor allem Töchter und Schwiegertöchter, diese Position. In immerhin 6 % der Arrangements waren Nachbarn, Freundinnen oder Freunde die Hauptpflegeperson, sonstige Verwandte übernahmen diese Rolle in etwa 4 % der untersuchten Fälle [3].
Bezogen auf den Ort, an dem Pflege stattfindet, wird zwischen ambulanter, stationärer und teilstationärer Pflege unterschieden. Von stationärer Unterstützung wird gesprochen, wenn die Pflege in einer institutionalisierten Form außerhalb des häus-

lichen Lebensbereiches des Pflegebedürftigen stattfindet. Eine Mischform zwischen stationärer und ambulanter Pflege stellt z. B. die Tagespflege dar, wo der Pflegebedürftige tagsüber eine entsprechende Pflegeeinrichtung besucht, den Rest des Tages, die Nächte und überwiegend auch die Wochenenden hingegen im gewohnten Umfeld zu Hause verbringt. Hierbei wird von teilstationärer Pflege gesprochen [4].

Bei der Inanspruchnahme der Tagespflege, aber auch bei anderen professionellen Angeboten, bleiben die Familien in die Pflege und Betreuung involviert [5]. Diese als kooperativ bezeichneten Pflegearrangements können besonders dort sehr stabil sein, wo gute menschliche Beziehungen die Basis bilden, Angehörige keine größeren Anfahrtswege zu bewältigen haben und der Unterstützungsbedarf insgesamt überschaubar ist [6]. Auch ist es für viele Familien weniger belastend, wenn die Pflegebedürftigkeit rein auf körperlichen Einschränkungen beruht. Aktuell ist ein rein professionelles ambulantes Arrangement, in das keine informellen Helfer involviert sind, in Deutschland eher selten. Daraus kann geschlossen werden, dass ein Verbleib in der häuslichen Umgebung ohne informelle Unterstützung hierzulande kaum möglich ist [7]. Es besteht also eine Abhängigkeit von informeller Hilfe, selbst wenn professionelle Unterstützungsleistungen in Anspruch genommen werden.

Seit der Einführung der Pflegeversicherung im Jahr 1995 haben Pflegebedürftige und ihre Angehörigen Anspruch auf gesetzlich festgelegte Unterstützungsleistungen auf der Grundlage der Regelungen im Sozialgesetzbuch. Diese können in Form von Geldleistungen, Sachleistungen, Kombinationen von Sach- und Geldleistungen und weiteren Unterstützungsleistungen für Pflegebedürftige und ihre Angehörigen (z. B. Pflegeberatung) beansprucht werden [8].

---

Die Leistungen der Pflegeversicherung werden als Geldleistungen, Sachleistungen sowie Leistungen bei teil- oder vollstationärer Versorgung gewährt. Zudem gibt es vielfältige weitere Leistungen

---

Die Pflegeversicherung gewährleistet also, dass Pflegebedürftige einen Leistungsanspruch haben. Dieser Anspruch richtet sich aktuell nach der Pflegestufe, in die der Pflegebedürftige eingestuft ist. Um Unterstützungsleistungen der Pflegeversicherung zu erhalten, muss zunächst ein Antrag vom Betroffenen oder seinen Angehörigen bei der Pflegekasse gestellt werden. Die Pflegekasse ist der jeweiligen Krankenkasse angegliedert. Der Antragstellung folgt die Begutachtung durch den Medizinischen Dienst der Krankenkassen (MDK). Auf Basis des MDK-Gutachtens wird dann darüber entschieden, ob und welche Pflegestufe gewährt wird [9].

Wie in Kapitel 2 ausgeführt, sind für die Zuordnung zu einer Pflegestufe der Zeitaufwand und die Häufigkeit einer Tätigkeit entscheidend. Die Pflegestufe bestimmt die Höhe des Leistungsanspruchs. Der Einstufung durch den Medizinischen Dienst kann widersprochen werden. Dem Pflegebedürftigen (häufig auch in Absprache mit den unterstützenden Angehörigen) obliegt die Entscheidung, ob er seine Leistungsansprüche in Geldleistungen, in Form von Sachleistungen oder in Kombination aus beiden Möglichkeiten geltend machen möchte [4].

Für Pflegestufe I werden aktuell beispielsweise 235 Euro in Form von Geldleistungen oder alternativ 450 Euro für Sachleistungen gewährt. Das bedeutet, dass sich der Pflegebedürftige die Geldleistung auf sein Konto überweisen lassen kann. Über diesen Betrag kann selbstbestimmt verfügt werden. So kann das Geld z. B. dafür verwendet werden, Nachbarn dafür zu honorieren, wenn sie den Einkauf übernehmen oder einen Fensterputzer zu bezahlen, um sich von dieser anstrengenden Hausarbeit zu entlasten. Nachträglich muss der Pflegbedürftige keine Rechenschaft über die Verwendung des Geldes ablegen, was die Geldleistung für vielerlei Hilfen und Unterstützungen einsetzbar macht [4].

Der verfügbare Betrag für Sachleistungen ist erheblich höher als die gewährten Geldleistungen. Bei Pflegestufe I können für monatlich 450 Euro professionelle Unterstützungsleistungen ohne Zuzahlung in Anspruch genommen werden. Am häufigsten wird für diese Sachleistungen ein Pflegedienst beauftragt. Dieser rechnet dann direkt mit der Pflegekasse ab, der Pflegebedürftige kann jedoch eine Übersicht über die in Anspruch genommenen Unterstützungsleistungen erhalten. Nimmt ein Pflegebedürftiger mit Pflegestufe I im Monat weniger Leistungen eines Pflegedienstes in Anspruch und schöpft sein Budget von 450 Euro nicht aus, so erhält er zusätzlich anteilig Geldleistungen. In diesem Fall wird von Kombinationsleistungen gesprochen. Für Pflegestufe II werden aktuell 440 Euro Geldleistungen oder 1.100 Euro Sachleistungen gewährt. Für die Pflegestufe III sind es aktuell 700 Euro Geldleistungen oder 1.550 Euro Sachleistungen. Auch bei diesen Pflegestufen sind Kombinationsleistungen möglich [4].

Aufgrund der in Kapitel 2 geschilderten Engführung des Begriffs der Pflegebedürftigkeit auf somatische Beeinträchtigungen und der bislang nicht erfolgten Einführung eines neuen Begriffs der Pflegebedürftigkeit wurde durch das Pflegeweiterentwicklungsgesetz von 2008 die Kategorie der „eingeschränkten Alltagskompetenz" eingeführt, über die psychische und kognitive Einschränkungen erfasst werden. Das Pflegeneuausrichtungsgesetz von 2013 führte in diesem Bereich zu neuen bzw. erhöhten Leistungsansprüchen je nach Grad der eingeschränkten Alltagskompetenz. Somit ist es nunmehr möglich, Leistungen zu erhalten, ohne das Kriterium des Zeitaufwandes für die Pflegestufe I von mindestens 90 Minuten Hilfebedarf zu erfüllen [8].

Mit dieser gesetzlichen Neufassung soll vor allem verhindert werden, dass Pflegebedürftige mit eingeschränkter Alltagskompetenz verfrüht in eine vollstationäre Betreuungssituation überwiesen werden, weil die privaten finanziellen Mittel für eine Fortsetzung ambulanter Betreuung nicht mehr ausreichen. Vornehmlich der Anstieg der Demenzerkrankungen hat diese Veränderung und Erweiterung der gesetzlichen Bestimmungen erforderlich gemacht.

Tab. 5.1 verdeutlicht den erhöhten Anspruch auf Sachleistungen und Pflegegeld für Menschen mit eingeschränkter Alltagskompetenz.

Häufig wird es gerade im Falle von Demenzerkrankungen, also bei Pflegebedürftigen mit eingeschränkter Alltagskompetenz, erforderlich sein, ambulante Pflege durch einen Pflegedienst und die Nutzung einer Tagespflegeeinrichtung zu kombi-

Tab. 5.1: Monatliche Leistungen bei eingeschränkter Alltagskompetenz seit dem 1.1.2013

| Pflegestufe | ohne eingeschränkte Alltagskompetenz (rein körperlich bedürftige Menschen) | | mit erheblichem allgemeinen Betreuungsbedarf / eingeschränkter Alltagskompetenz | |
|---|---|---|---|---|
| Pflegestufe | Sachleistung | Geldleistung | Sachleistung | Geldleistung |
| Pflegestufe 0 | – | – | 225 € | 120 € |
| Pflegestufe I | 450 € | 235 € | 665 € | 305 € |
| Pflegestufe II | 1.100 € | 440 € | 1.250 € | 525 € |
| Pflegestufe III | 1.550 € | 700 € | 1.550 € | 700 € |
| Härtefall | 1.918 € | 700 € | 1.918 € | 700 € |

Tab. 5.2: Leistungsanspruch für Pflegebedürftige mit eingeschränkter Alltagskompetenz bei der Nutzung von ambulanter und teilstationärer Pflege

| Pflegestufe | Ambulante Pflege | Tagespflege | beide zusammen |
|---|---|---|---|
| I | 665 € | 665 € | 997,50 € |
| II | 1.250 € | 1.250 € | 1.875 € |
| III | 1.550 € | 1.550 € | 2.325 € |

nieren. Über die Leistungsansprüche in diesem kombinierten Pflegeformen gibt die Tab. 5.2 Auskunft.

Ebenso wie bei der grundsätzlichen Zuordnung von Pflegestufen muss auch bezogen auf den Einschränkungsgrad der Alltagskompetenz der Medizinische Dienst der Krankenkassen (MDK) eine entsprechende Einstufung vornehmen, die u. a. darin bestehen kann, dass Schwierigkeiten bei der selbständigen Strukturierung des Tagesablaufs vorliegen. Auch für diesen Leistungsanspruch gibt es eine Abstufung. So kann entweder ein Grundbetrag oder ein „erhöhter Betrag" gewährt werden [9].

Ergänzend bestehen mit dem neuen Gesetz auch Ansprüche auf Verhinderungspflege, Pflegehilfsmittel und das Wohnumfeld verbessernde Maßnahmen, die vor Gesetzeseintritt nur Pflegebedürftigen in den Pflegestufen I, II und III zustanden. Menschen mit eingeschränkter Alltagskompetenz können seit dem 1. Januar 2013 auch bei Einstufung in die Pflegestufe 0 diese Leistungen erhalten. Falls die Hauptpflegeperson zeitlich befristet (z. B. durch Krankheit oder Urlaub) abwesend ist, können zusätzlich im Rahmen der Verhinderungspflege Pflege- und Betreuungsleistungen bis zu einer Höhe von 1.550 € im Jahr durch einen Pflegedienst erbracht werden. Außerdem können Menschen mit eingeschränkter Alltagskompetenz in der Pflegestufe 0 nun auch einen Zuschuss zur Wohnraumanpassung erhalten. Darunter sind Maßnahmen zu verstehen, die durch Veränderung des Wohnumfeldes dazu beitragen, die ambulante Pflege fortsetzen zu können (Badumgestaltung, Einbau eines Treppenliftes etc.) [8].

Neben den gestaffelten monetären und sachlichen Leistungsansprüchen haben alle Pflegebedürftigen und ihre Angehörigen weiterhin u.a. Anspruch auf Pflegekurse für Angehörige und ehrenamtliche Pflegepersonen. Hinzu kommt der Anspruch auf Pflegeberatung. Sie sollte frühzeitig (innerhalb von zwei Wochen nach erstmaligem Antragseingang) erfolgen und individuell abgestimmt sein. Berater der Pflegekassen sind hierfür vorgesehen, oder – wenn dies nicht möglich ist – kann eine unabhängige und neutrale Beratungsstelle diese durchführen. In diesem Fall wird ein Beratungsgutschein ausgestellt. Die Beratung selbst kann auf Wunsch auch in der eigenen Häuslichkeit stattfinden. Trotz der Vielfalt der professionellen Unterstützungsangebote werden die meisten Pflegebedürftigen rein familial unterstützt. Zahlreiche Studien zeigen jedoch, dass Unterstützungsangebote oft verspätet in familiale Arrangements integriert werden [4].

## 5.2 Von welchen Faktoren hängt die Inanspruchnahme von professionellen Angeboten in ambulanten Pflegearrangements ab?

Die alle zwei Jahre erscheinende Pflegestatistik gibt Auskunft über das Ausmaß der Inanspruchnahme professioneller Unterstützungsleistungen. Die wesentliche statistische Bezugsgröße für die nachfolgend dargestellte Pflegesituation in Deutschland und deren Entwicklung in den vergangenen Jahren bildet diese amtliche Pflegestatistik auf der Grundlage des SGB XI. Die Ergebnisse beruhen auf Erhebungen bei den ambulanten und stationären Pflegeeinrichtungen und den Informationen der Spitzenverbände der Pflegekassen sowie dem Verband der privaten Krankenversicherungen. Auch alle privat Krankenversicherten sind in Deutschland gesetzlich verpflichtet, eine Pflegeversicherung abzuschließen. Alle Institutionen liefern Informationen über die Empfänger von Pflegedienstleistungen [2].

Rein informelle oder familiale Unterstützungsleistungen ohne Inanspruchnahme von Leistungen aus der Pflegeversicherung werden durch diese Statistik nicht erfasst. Allgemeine Gründe für die Nichtinanspruchnahme professioneller Leistungen können u.a. mangelnde Kenntnisse des Versorgungssystems und der darin festgelegten Ansprüche sowie fehlende (beratende) Unterstützung bei der Suche nach einem passenden Angebot sein.

Weitere Ursachen, trotz bestehender Ansprüche auf eine Antragstellung zu verzichten, können u.a. geschlechtsspezifische Lebensverhältnisse und Verhaltensweisen sein. So weist der aktuelle Bericht der Pflegestatistik unter Bezugnahme auf Untersuchungen des Bundes und der Länder zu Auswirkungen des demografischen Wandels aus dem Jahr 2010 auf einen Zusammenhang zwischen Geschlecht, Pflegearrangement und Antragstellung auf Leistungen nach dem Pflegeversicherungsgesetz hin. Die Inanspruchnahme von Pflegeleistungen ist bei Männern und Frauen unterschiedlich. So leben ältere Frauen häufiger alleine. Bei Pflegebedarf kann folglich schneller die Notwendigkeit bestehen, professionelle Unterstützung zu beantragen und in Anspruch zu nehmen. Pflegebedürftige Männer hingegen werden häufig zunächst von ihren Ehefrauen versorgt. In dieser Konstellation wird teilweise auf eine Antragstellung verzichtet [10].

Wird für pflegebedürftige Männer jedoch kein Antrag gestellt und werden somit keine Leistungen bezogen, übernimmt die ebenfalls meist schon ältere Ehefrau die gesamte Unterstützung und Pflege. Hier kann der Verzicht auf die Inanspruchnahme von Unterstützungsleistungen auch in Form professioneller Unterstützung zur Überforderung der pflegenden Ehefrau führen und damit ggf. die Fortführung des ambulanten Pflegearrangements gefährden.

Bei Demenzerkrankungen fürchten sich pflegende Familienmitglieder teilweise vor dem Schritt der Antragstellung zur Sicherung professioneller Unterstützung, weil die Erkrankung des Betroffenen so stärker publik werden kann. Eine andere mögliche Ursache für die fehlende Inanspruchnahme liegt bei einigen Angehörigen darin begründet, dass sie mit diesem Schritt ihre Unterstützungsarbeit als gescheitert wahrnehmen. Dabei übersehen sie, dass Angehörige auch nach der Integration eines Pflegedienstes weiterhin zahlreiche Unterstützungsleistungen übernehmen.

Aus diesen Zusammenhängen wird deutlich, dass die von der amtlichen Pflegestatistik angegebene Zahl von 1,18 Millionen Pflegebedürftigen, die ausschließlich durch Angehörige, Nachbarn oder Freunde gepflegt werden, in der Realität noch deutlich höher ist, da ergänzend zu diesen Werten Pflege durch Angehörige ohne Antragstellung bei der Pflegekasse trotz bestehender Pflegebedürftigkeit hinzugerechnet werden müssten.

Die Inanspruchnahme von ambulanten und stationären Leistungen steigt sowohl mit der Pflegestufe, als auch mit dem Alter an. In der Gruppe derjenigen, die 90 Jahre und älter sind, sind aktuell 57,8 % pflegebedürftig. Diese Gruppe der Ältesten weist im Vergleich zum Jahr 2009 den größten Anstieg mit 22 % auf. Diese Entwicklung ist insgesamt auf eine Zunahme der Lebenserwartung zurückzuführen. Zugleich bedeutet es aber auch, dass mehr als die Hälfte der über 90-jährigen in Deutschland mit einer Pflegebedürftigkeit leben. Hierbei handelt es sich um eine Tendenz, die mit der demografischen Entwicklung sicherlich weiter voranschreiten wird. Allgemein kann also gesagt werden, dass mit zunehmendem Alter die Wahrscheinlichkeit der Pflegebedürftigkeit und damit die Inanspruchnahme von Leistungen nach dem Pflegeversicherungsgesetz ansteigt [2].

Nachfolgend wird zunächst modellhaft dargestellt, von welchen weiteren Einflüssen die Inanspruchnahme von Unterstützungsleistungen abhängt, um dann der Frage nachzugehen, durch welche Faktoren die Inanspruchnahme professioneller Unterstützungsangebote in ambulanten Pflegearrangements beeinflusst wird. Es soll also verdeutlicht werden, unter welchen Umständen Pflegebedürftige bzw. Pflegebedürftige und ihre Angehörigen rein informelle, familiale Pflegearrangements leben und wann sie die häusliche Pflegesituation durch professionelle Hilfe ergänzen (ambulante Pflegedienste) bzw. durch stationäre Versorgung ersetzen.

Zur Erläuterung genereller Einflussfaktoren wird auf das theoretische Nutzungskonzept von Andersen zur Inanspruchnahme von Leistungen der Gesundheitsversorgung eingegangen, das in einer ersten Version bereits in den 1960er Jahren entwickelt wurde [11]. Die aktuellste Darstellung ist aus dem Jahr 1995 [12]. Das Rahmenkonzept wurde international zahlreich verwendet, um Zusammenhänge zwischen verschiedenen Faktoren und der Inanspruchnahme von gesundheitlichen Leistungen zu untersuchen [13].

Während Andersen zu Beginn seiner theoretischen Konzeptionen die Familie in den Mittelpunkt seiner sozial-behavioristischen Überlegungen stellte, fokussierte er im Verlauf der Modellentwicklung das Individuum und beschreibt drei zentrale Kategorien, die mit der Inanspruchnahme in Zusammenhang stehen:

1. Die **Lebenswelt**, der er das staatliche Gesundheitssystem und dessen externe Rahmenbedingungen zuordnet,
2. Die **Soziodemographie** u.a. Altersstruktur, Mobilität, Migration, Bildungsstand, sozioökonomischer Status, Wandel der Arbeitswelt, förderliches Umfeld, Bedürfnisse
3. **Gesundheit und Inanspruchnahme** (persönlicher Gesundheitszustand, Inanspruchnahme von Gesundheitsdienstleistungen)

Abgerundet wird das Rahmenkonzept durch die **Ergebnisse** des Versorgungsprozesses bestehend aus: wahrgenommenem Gesundheitszustand; untersuchtem, überprüftem Gesundheitszustand und Verbraucherzufriedenheit (Abb. 5.1).

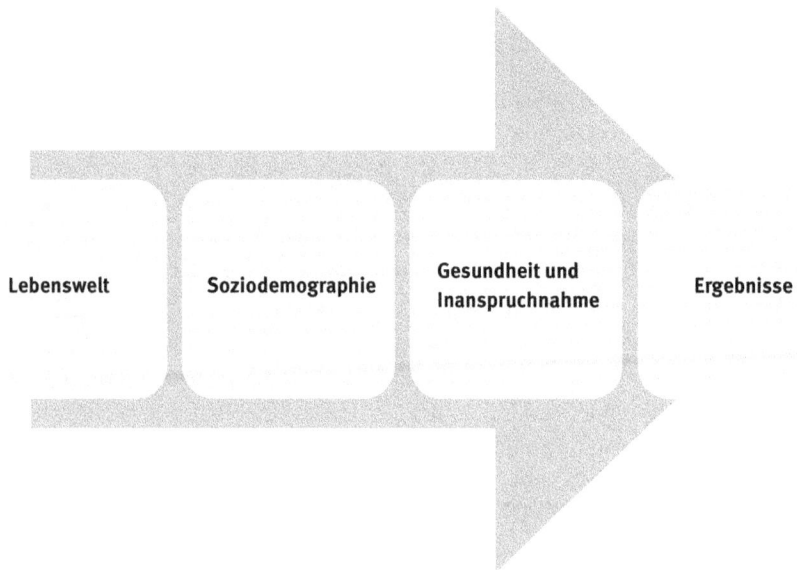

| Lebenswelt | Soziodemographie | Gesundheit und Inanspruchnahme | Ergebnisse |

Abb. 5.1. Eigene, vereinfachte Darstellung auf der Basis von Andersen 1995 [12]

Zum Modell gehört eine Festlegung, wie die Elemente des Rahmenkonzepts zusammenhängen. So wirkt die Lebensumwelt auf die Soziodemographie und auf die Ergebnisse. Die Soziodemographie beeinflusst die dritte Kategorie Gesundheit. Zwischen der Kategorie Gesundheit und den Ergebnissen besteht ebenfalls eine direkte Beeinflussung.

Das Gesundheitssystem als Teil der Lebenswelt steht hier für das ambulante deutsche gesundheitliche und pflegerische Versorgungssystem. Eine herausgehobene Bedeutung kommt dabei der Pflegeversicherung als fünfter Säule des deutschen Sozialversicherungssystems und der politischen Zielbestimmung ambulant vor stationär zu. Als soziodemographische Merkmale werden nachfolgend vor allem unterschiedliche soziale Milieus, Altersstruktur, Wandel der Lebensentwürfe, Mobilität und Veränderungen des Arbeitskräfteangebots in den Blick genommen. Als eine weitere Einflussgröße werden in verschiedenen Studien das Geschlecht, die verfügbaren finanziellen Ressourcen und der Grad an familialer Unterstützung genannt [14, 15, 16, 17].

Das Geschlecht des Pflegebedürftigen hat einen Einfluss darauf, wer ihn oder sie pflegt. In einer Befragung des Gesundheitsmonitors geben 87 % der Männer an, von ihrer (Ehe-) Partnerin versorgt und gepflegt zu werden. Lediglich jede zweite pflegebedürftige Frau (48 %) hat einen unterstützenden (Ehe-) Partner. Auch das Engagement anderer Verwandter, Nachbarn und Freunde ist geschlechtsspezifisch unterschiedlich. Bei den betroffenen Frauen sind diese informellen Unterstützer in etwa 15 % der Pflegearrangements integriert, bei den Männern unterstützen sie zu weniger als 7 %. Etwa in einem Drittel der häuslichen Pflegearrangements werden keine Pläne für die Ausgestaltung der weiteren Versorgung in der näheren Zukunft gemacht. Ein weiteres Drittel hat grob und in Umrissen geplant, und bei einem Drittel bestehen konkrete oder recht genaue Pläne. Notwendige Anpassungen können viele Ursachen haben. Sowohl ein sich erhöhender Pflegebedarf als auch weniger Ressourcen bei Angehörigen können Auslöser sein. Pflegebedürftige und Angehörige entscheiden in fast drei von vier Fällen (74 %) gemeinsam über die zukünftige Pflegesituation [18].

Bradley und Kollegen [19] erweiterten das Andersen Modell im Jahre 2002 um die Dauer und das Ausmaß der Bedarfe und Bedürfnisse und wiesen einen direkten Einfluss auf die Inanspruchnahme nach. Dies lässt sich auf das deutsche pflegerische Versorgungssystem übertragen. Je höher die Pflegeeinstufung ist, desto höher die Wahrscheinlichkeit einer Inanspruchnahme von professioneller Unterstützung. Allerdings werden die spezifischen persönlichen Bedarfs- und Bedürfnislagen durch die aktuelle Pflegeeinstufung nicht ausreichend berücksichtigt und können sich auch innerhalb einer Gruppe von Menschen mit der gleichen Pflegestufe stark unterscheiden.

Diese modellhafte Darstellung der Einflussfaktoren auf das Nutzungsverhalten kann noch näher bezogen auf das Nutzerverhalten im Rahmen des deutschen Pflegesystems konkretisiert werden. Dazu ist es erforderlich, die spezifischen persönlichen Bedarfs- und Bedürfnislagen Pflegebedürftiger zu kennen. Um eine langfristige Abschätzung der Verlässlichkeit von ambulanten Pflegearrangements zu ermöglichen, ist es sinnvoll, Faktoren zu erkennen, die im Zusammenhang mit der Integration professioneller Unterstützungsangebote in ambulanten Pflegearrangements stehen.

> **!** Sowohl soziodemographische Merkmale als auch die Lebenswelt der Betroffenen und der Schweregrad der Beeinträchtigungen haben einen Einfluss darauf, ob und in welchem Ausmaß professionellen Unterstützungsleistungen in Anspruch genommen werden

Nachfolgend werden im Hinblick auf die Integration bzw. Nichtintegration professioneller Unterstützungsangebote in ambulante Pflegearrangements einige Faktoren dargestellt, die bisher in der Forschung näher untersucht worden sind. Allgemein kann gesagt werden, dass es häufig mit der Pflege und Betreuung verbundene Überforderungserlebnisse der Angehörigen in ambulanten Pflegearrangements sind, die zur Integration professioneller Unterstützungsangebote führen. Allerdings muss der mögliche Nutzen von den familial Pflegenden als ein solcher eingeschätzt werden, sonst ist die Motivation für die Kontaktaufnahme mit professionellen Anbietern und die folgende Organisationsarbeit nicht gegeben [20].

Bei steigendem Hilfebedarf kann es zu angespannten Alltagssituationen kommen, in denen die Familienmitglieder und informellen Helfer durch die Pflege und Betreuung sehr belastet sind [21]. Durch psychische Anspannung, emotionale Belastungen, finanzielle Sorgen, zusätzlicher Verantwortung für eigene Kinder oder bei eigenem eingeschränkten Gesundheitszustand kann dies zur eigenen Erschöpfung durch langandauernde Überforderung führen [22, 23]. Ganz besonders bei Familienmitgliedern, die sich um pflegebedürftige Menschen mit kognitiven Einschränkungen oder psychischen Störungen kümmern, ergibt sich ein zusätzliches Bewältigungserfordernis z. B. durch eigene soziale Isolation, herausforderndes Verhalten des Pflegebedürftigen oder unterbrochene nächtliche Ruhepausen [24].

Obwohl diese Belastungen bekannt sind, werden professionelle Angebote oft erst spät in die ambulanten Arrangements integriert [25]. Fehlende Information oder mangelndes Bewusstsein, fehlende finanzielle Möglichkeiten oder auch fehlende Verfügbarkeit der passenden Angebote können dieses Verhalten verursachen [26].

Sowohl die Kurzzeitpflege, als auch die Tagespflege – beides Angebote, die pflegende Angehörige entlasten sollen – nehmen auf immer noch geringem Niveau in ihrer Nutzung zu [2]. Die Kenntnis beider Angebote ist weit verbreitet. Allerdings bestehen offenbar viele Vorbehalte gegenüber der Nutzung der Angebote bei zu Hause lebenden Pflegebedürftigen und ihren Familien. In rund jedem vierten Arrangement wird die Kurzzeitpflege abgelehnt, in jedem zweiten sogar die Tagespflege. Nur wenn sich der Gesundheitszustand der Hauptpflegeperson verschlechtert, wird eine zukünftige Inanspruchnahme häufiger in Erwägung gezogen [27].

Teilen sich mehrere informelle und professionelle Unterstützer die erforderlichen Hilfeleistungen, so können Überforderungs- und Ausfallsituationen einzelner Helfer eher ambulant kompensiert werden. Gerade in Pflegesituationen, die viele Jahre andauern, kann versucht werden, über das Aufteilen von Verantwortung und zeitlichen Ressourcen eine gewisse Routine im Alltag zu entwickeln.

Überforderungssituationen können auch aus der geringen Planbarkeit von Pflegeverläufen entstehen. Oftmals sind eine oder mehrere chronische Erkrankungen für die Pflegebedürftigkeit verantwortlich. Die chronischen Krankheiten sind im Verlauf selten stabil, sondern sie weisen oftmals starke Schwankungen auf. Veränderungen entstehen teils ohne Vorwarnung. In diesen Krisenphasen versuchen stationäre Behandlungen dann den Krankheitsverlauf wieder zu stabilisieren. Da die Liegezeiten in Krankenhäusern in Deutschland in den vergangenen Jahren aber immer kürzer geworden sind, findet die Entlassung oftmals zu einem Zeitpunkt statt, zu dem noch umfassender Unterstützungsbedarf besteht. Zudem bergen Krankenhäuser vermehrt Risiken für Pflegebedürftige. Ein Aufenthalt bedeutet, sich an eine neue Umgebung gewöhnen zu müssen. Das fällt mit einer Demenzerkrankung besonders schwer, da hier die konstante Umgebung viel Sicherheit und Struktur im Alltag gibt.

Zudem ist mit einem Krankenhausaufenthalt bei vielen Pflegebedürftigen das Risiko einer Ansteckung mit anderen Krankheiten verbunden, weil der allgemeine Gesundheitszustand häufig so geschwächt ist, dass die vorhandenen Abwehrkräfte nicht ausreichend Schutz vor Ansteckung bieten. Bedarfslagen können sich durch die Unterbrechungen der ambulanten Versorgung ausweiten. So verstärken stationäre Krankenhausaufenthalte oft die Hilfebedürftigkeit, da der Wechsel zwischen ambulanter und stationärer Versorgung eine Herausforderung darstellt, die insbesondere für Menschen mit kognitiven Beeinträchtigungen schwer zu bewältigen ist [28]. Neben Anzahl und Dauer der Krankenhausaufenthalte ist auch der Anlass relevant [29]. Medizinische Notfälle verursachen ungeplante Krankenhausaufenthalte, die eine hohe Bewältigungskompetenz erfordern [28].

In der Studie zu den „Möglichkeiten und Grenzen selbständiger Lebensführung in Privathaushalten" wird auf die Chance verwiesen, die mit Pflegearrangements verbunden sind, in denen mehrere Personen beteiligt sind. So können auch in Vollzeit Berufstätige eine zeitlich begrenzte Rolle in diesen sogenannten „bunten" Arrangements übernehmen, trotz ihrer geringeren zeitlichen Verfügbarkeit. Auch sehr belastende Phasen sind eher zu bewältigen, wenn mehrere Personen ihr Engagement verstärken können, als wenn nur eine Hauptpflegeperson alle erforderliche Unterstützung leisten muss. Hier könnte auch ein Potenzial für die Zukunft liegen, denn durch einen höheren Anteil an Alleinlebenden wird die Pflege durch Ehepartner seltener. Auch die Kompensationsrolle durch (Schwieger-)Töchter wird in Zukunft seltener möglich sein, denn sie sind zu einem größeren Anteil berufstätig und bei ihrer Arbeitssuche zeigen sie eine gestiegene räumliche Mobilität, so dass eine größere räumliche Distanz zum zu pflegenden Elternteil häufiger wird [6].

Erforderlich für die erfolgreiche Gestaltung ambulanter bunter Pflegearrangements ist eine flexible Erbringung der Unterstützungsleistung auch von professionellen Anbietern. Die Entwicklungen der letzten Jahre deuten allerdings eher darauf hin, dass die Vielfalt des Leistungsangebotes ambulanter Pflegedienste weiter zurückgeht.

Obwohl Demenzerkrankte seit 2012 zusätzliche Leistungen aufgrund ihrer eingeschränkten Alltagskompetenz erhalten, hat sich das Angebotsspektrum überwiegend
nicht den spezifischen individuellen Bedarfslagen entsprechend weiterentwickelt.
Hier könnte der bereits entwickelte, derzeit diskutierte neue Pflegebedürftigkeitsbegriff hilfreich sein. Bislang ist das Verständnis von Pflegebedarf geprägt durch den
Leistungsbezug anhand von zeitlich reglementierten Unterstützungen bei Einzeltätig-
keiten. Einem humanen Menschenbild entsprechender ist das Verständnis von Pflegebedürftigkeit als Unterstützung bei einer möglichst selbständigen Lebensführung [4].

## 5.3 Welche Rolle spielen die Pflegedienste?

Obwohl in Deutschland ca. die Hälfte der Pflegebedürftigen zu Hause ohne professionelle Unterstützung von Angehörigen gepflegt wird, hat sich die Bedeutung der ambulanten Pflegedienste in den letzten beiden Jahrzehnten erheblich erhöht, nachdem,
wie in Kapitel 4 dargestellt, sowohl das Gemeindeschwestermodell als auch das
Konzept der Sozialstation den ansteigenden Anforderungen nicht mehr gerecht werden
konnten [30, 31].

Die gegenwärtige Bedeutung der ambulanten Pflegedienste konnte sich erst mit der
Verabschiedung des Pflegeversicherungsgesetzes aus dem Jahr 1995 ergeben. Erst ab
diesem Zeitpunkt wurden Pflegeleistungen von ärztlicher Attestierung und der Erkrankung unabhängig gewährt. Pflege wurde hierdurch zu einem auch im Sinne sozialstaatlicher Leistungserbringung selbständigen Bereich des Gesundheits- und Sozialwesens.

Die gegenwärtige Rolle der Pflegedienste im ambulanten pflegerischen Versorgungssystem in Deutschland ist hoch. Insgesamt existieren in Deutschland über
12.000 ambulante Pflegedienste, die fast alle (zu 97 %) neben den pflegerischen Leistungen aus dem Sozialgesetzbuch XI auch Leistungen der Behandlungspflege aus
dem Sozialgesetzbuch V anbieten. Im Durchschnitt wurden im Jahr 2011 bei einem
Pflegedienst 55 % der Umsätze mit Leistungen im Rahmen der Pflegeversicherung
gemacht. Damit ist das Niveau zu 1998 fast identisch geblieben. 45 % der Umsätze
kommen also entweder aus privaten Zuzahlungen oder werden im Rahmen der Krankenversicherung abgerechnet und als sogenannte Behandlungspflege erbracht. Fast
alle Pflegedienste bieten die medizinische Behandlungspflege an, die sie direkt mit
den Krankenkassen abrechnen. Unter die Behandlungspflege kann beispielsweise
das Stellen von Medikamenten, das Anlegen und Wechseln von Wundverbänden oder
auch die Versorgung einer Magensonde fallen [3].

Die Mehrheit der Pflegedienste ist in privater Trägerschaft (aktuell rund 63 %),
gefolgt von freigemeinnützigen Trägern mit 36 %, zu denen vor allem die kirchlichen
Träger wie die Diakonie und Caritas zählen, die Arbeiterwohlfahrt, das Deutsche Rote
Kreuz und Träger, die dem Paritätischen Wohlfahrtsverband angehören.

In der Regel sind die Pflegedienste organisatorisch selbständig, lediglich 9 % sind
mit einer Wohneinrichtung verknüpft, 6 % mit einem Pflegeheim. Im Schnitt versorgt

ein Pflegedienst 47 Pflegebedürftige. Allerdings sind freigemeinnützige Dienste mit 65 betreuten Pflegebedürftigen fast doppelt so groß wie Dienste in privater Trägerschaft, die sich durchschnittlich um 36 Pflegebedürftige kümmern. Das Leistungsspektrum steigt meist mit der Größe der Dienste an. Kleinere Pflegedienste, für die nur sehr wenige Pflegekräfte arbeiten, haben meist ein kleineres Leistungsangebot. Die Spezialisierung hängt meist an der Weiterbildung einer oder weniger Pflegefachkräfte, z. B. in den Bereichen der Palliativversorgung [2].

Die Angestellten der Pflegedienste sind überwiegend Kranken- oder Altenpflegerinnen (59 %). Fast 300.000 Beschäftigte arbeiten aktuell für einen ambulanten Pflegedienst. Sieben von zehn Beschäftige arbeiten für ambulante Pflegedienste in Teilzeit, 88 % der Angestellten sind weiblich. Pflegedienste leisten ihre Arbeit zwischen den gesundheitlichen und pflegerischen Anforderungen und den sozialen Bedürfnissen [31].

Tab. 5.3 verdeutlicht diese Zwischenstellung der Pflegedienste, deren Angebote von teilstationärer Pflege über pflegerische Nachversorgung nach Krankenhausaufenthalten bis zum Angebot von Essen auf Rädern reichen.

In der öffentlichen und fachwissenschaftlichen Diskussion über die Entwicklung der ambulanten Pflege wird hervorgehoben, dass es mit der Einführung der Pflegeversicherung und der damit verbundenen Ausweitung von Anbietern ambulanter Pflege zu einem in quantitativer Hinsicht überzeugenden Ausbau ambulanter Pflege gekommen ist, durch den eine Vielzahl vorher bestehender infrastruktureller Mängel behoben werden konnte [30]. Insgesamt kann aktuell in Deutschland von einer weitestgehend flächendeckenden Versorgung durch Pflegedienste gesprochen werden. In qualitativer Hinsicht besteht jedoch weiterhin Entwicklungs- und Reformbedarf.

Eine beobachtbare Homogenisierung des Angebots ambulanter Pflegedienste führt dazu, dass notwendige Spezifizierung des Angebots bezogen auf Besonderheiten pflegerischer Herausforderungen im Alter, wie z. B. chronische Erkrankungen, Demenzerkrankungen, allein lebende ältere Menschen fehlen [31].

Die im Sozialgesetzbuch XI festgelegten Ansprüche auf Beratung und Unterstützung der pflegenden Angehörigen durch entsprechende Schulungsmaßnahmen durch Pflegekräfte müssen weiterentwickelt und in ihren Potenzialen besser genutzt werden [32]. Notwendig sind Veränderung der Dokumentationsgrundlagen und -verpflichtungen hin zu mehr Vertrauen und weniger Kontrollen. Wenn gerade ambulante Pflege verstanden werden muss als ein lebensweltlich eingebetteter Interaktionsprozess zwischen Pflegebedürftigem, pflegenden Angehörigen und pflegerischen Fachkräften, durch den die Qualität der Pflege maßgeblich bestimmt wird, dann muss sowohl auf der Ebene der Qualifizierung von Pflegekräften als auch auf der Ebene der (finanziellen) Anerkennung diesen notwenigen Aushandlungsprozessen mehr Gewicht beigemessen werden [32].

---

Pflegedienste bieten die am weitesten verbreitete professionelle Unterstützung für die ambulante Versorgung Pflegebedürftiger ■!

Tab. 5.3: Überblick über das Angebotsspektrum der ambulanten Pflegedienste [3, S. 78]

| Angebote | 1998 | 2010 |
|---|---|---|
| Teilstationäre Pflege | 7 % | 7 % |
| Kurzzeitpflege | 18 % | 9 % |
| Urlaubspflege | 83 % | 69 % |
| Wochenendpflege | 81 % | 35 % |
| Rund-um-die Uhr-Betreuung | 77 % | 54 % |
| Soforthilfe bei akuten Krisensituationen in der Pflege | 91 % | 78 % |
| Behindertenbetreuung | 53 % | 22 % |
| Beratung zur pflegerischen Versorgung (auch für Angehörige) | nicht erhoben | 86 % |
| Beratung zur Inanspruchnahme von Sozialleistungen, (Pflege-) Hilfsmitteln usw. | 48 % | 73 % |
| Betreuung von AIDS-Kranken | 44 % | 17 % |
| Betreuung von hochgradig psychisch Veränderten | 54 % | 22 % |
| Allgemeine Anleitung und Betreuung von Personen mit eingeschränkter Alltagskompetenz (§ 45 SGB XI) | nicht erhoben | 76 % |
| Medizinische Behandlungspflege | 97 % | 93 % |
| Nachsorge ambulanter Operationen | 83 % | 64 % |
| Verleihen von Pflegehilfsmitteln | 75 % | 24 % |
| Kurse für pflegende Angehörige | 53 % | 32 % |
| Vermittlung von ehrenamtlichen Helfern oder sonstigen niedrigschwelligen Hilfen | nicht erhoben | 46 % |
| Sterbebegleitung | 87 % | 64 % |
| Haushaltshilfe | 91 % | 77 % |
| Essen auf Rädern | 45 % | 36 % |
| Fahrdienst | 43 % | 25 % |
| Wäschedienst | 34 % | 23 % |
| Spezielle Angebote für Pflegebedürftige mit Migrationshintergrund (z. B. muttersprachlicher Pflegedienst) | nicht erhoben | 7 % |

## 5.4 Zukünftige Rolle von professionellen Unterstützungsangeboten

Professionelle Unterstützungsangebote im ambulanten und stationären Bereich können bezogen auf ihre zukünftige Rolle sowohl hinsichtlich ihrer quantitativen als auch der qualitativen Entwicklung untersucht werden. Bei der quantitativen Analyse stehen die zukünftigen Bedarfe der Bevölkerung im Fokus. Bei der qualitativen Entwicklung stehen die zukünftigen Schwerpunkte pflegerischen Handelns im Vordergrund.

In quantitativer Perspektive wird die zukünftige Rolle – oder besser der Anteil der Pflege, der von professionellen Unterstützungsangeboten geleistet werden wird – wesentlich durch die Frage mitbestimmt sein, inwiefern sich die heutige subsidiäre Grundausrichtung der Pflege mit einem ca. 46 % Pflegeanteil von unterstützenden Angehörigen auch in Zukunft noch als tragfähig erweisen soll, wird oder kann.

Die Wünsche von Pflegebedürftigen im Einklang mit normativen politischen Vorgaben tendieren dabei eindeutig in Richtung einer Stabilisierung bzw. sogar eines Ausbaus ambulanter Pflege und damit verbundener Unterstützungsangebote. Die Zunahme von Menschen mit erhöhtem Pflegebedarf – vor allem mit Demenzerkrankungen – und eine erwartete Reduzierung häuslicher Pflegequoten widersprechen jedoch den genannten Wünschen und Leitvorstellungen. Dies könnten Ursachen dafür sein, dass es zukünftig zu einer deutlich erhöhten Nachfrage nach professionellen Unterstützungsangeboten im stationären Bereich kommen wird.

Neben den von der Pflegeversicherung anerkannten professionellen Anbietern im ambulanten und stationären Bereich, sollten zusätzlich auch Anbieter aus dem Bereich der Schattenwirtschaft, z. B. osteuropäische Pflegekräftevermittler, mit in die Betrachtung einbezogen werden. Gerade diese sind es, die im Bereich der ambulanten Versorgung in privaten Haushalten die sogenannte 24 Stunden oder Rund-um-die-Uhr Betreuung anbieten. Die eingesetzte Pflegekraft lebt in der Regel im Wechsel mit einer anderen Pflegekraft in bestimmten Zeitrhythmen im Haushalt der Pflegepersonen. Dies kann sowohl auf legaler Grundlage, aber auch auf einem illegalen Beschäftigungsverhältnis beruhen.

Für Deutschland wird vermutet, dass 100.000 Pflegekräfte in Privathaushalten leben, die aus dem Ausland, überwiegend aus osteuropäischen Nachbarländern, stammen [33]. Für dieses Arrangement der Familienpflege entscheiden sich hauptsächlich liberal-bürgerlich geprägte Milieus. Die Familien finanzieren zwischen 1.000 Euro monatlich für eine illegale und 2.500 Euro für eine legale Rund-um-die-Uhr Betreuung und Pflege. Ein Arrangement, in dem sich lediglich zwei Pflegekräfte abwechseln, ist nicht unüblich. Insbesondere illegal erbracht, ist diese Art der Versorgung wesentlich günstiger als die Zuzahlung für eine Heimunterbringung [34].

Bei einem illegalen Beschäftigungsverhältnis und einer Einordnung in die Pflegestufe III und einem damit verbundenen Geldleistungsanspruch von 700 Euro beträge die Differenz also lediglich 300 Euro monatlich. Der Rückgriff auf solche Versorgungsangebote gilt nicht nur für Deutschland, sondern ist auch für Familien in anderen europäischen Ländern eine (teils illegale) Alternative, ohne dass entsprechend dagegen vorgegangen wird. Ein staatliches Interesse fehlt offenkundig, obwohl durch eine damit verbundene fehlende Fachaufsicht natürlich auch Risiken, z. B. bei der Medikamenteneinnahme, verbunden sind [34].

Deutsche Pflegebedürftige ziehen durchaus auch für die kostengünstigere Betreuung und Versorgung ins Ausland. Die ausländischen Angebote aus dem stationären Bereich nehmen für deutsche Senioren zu. Waren diese zunächst in Spanien zu finden, kommen nun auch Angebote aus Polen hinzu. Die Unterbringung wird auf Grund der Kostendifferenz zu deutschen stationären Angeboten trotz der damit verbundenen Trennung vom Heimatort in Erwägung gezogen. Die Globalisierung ist auch im Pflegebereich angekommen, die Kostenkalkulationen auf der Grundlage der Differenzen nationaler Lebensstandards und damit verbundener Löhne entstehen lässt.

In den in Deutschland publizierten Szenarien hinsichtlich der zukünftigen Entwicklung der Pflege wird oftmals nur die Anwerbung ausländischer Pflegekräfte nach Deutschland aufgenommen, um gezielt dem prognostizierten Pflegekräftemangel entgegenwirken zu können.

Ein anderes Bild zeigt sich, wenn man für die Prognose des zukünftigen Bedarfs an professionellen Unterstützungsangeboten die bereits dargestellten Versorgungswünsche und auch die politischen Willensbekundungen (z. B. Koalitionsvertrag 2013 [35]) zugrunde legt. Diese präferieren die ambulante Pflege im eigenen Zuhause. Daraus müssten sich vor allem im Bereich der ambulanten Pflegedienste in den nächsten Jahrzehnten weitere erhebliche Zuwachsraten ergeben und diese insgesamt stärker wachsen als die Angebote in der stationären Versorgung.

Doch unabhängig von den bereits dargestellten Einflussfaktoren zeigt sich bereits für die Vergangenheit und Gegenwart, dass diese Entwicklung nicht eindeutig ist, es also eine Differenz zwischen den normativen Zielorientierungen und der tatsächlichen Entwicklung gibt. In zwölf Jahren stieg die Anzahl der Pflegeheime um 40 %. Aktuell sind es etwa 12.500. Auch das Angebot an Heimplätzen wurde ausgebaut. Gab es im Jahr 1999 noch 650.000 Betten in Pflegeheimen, so waren es im Jahr 2011 bereits 875.000. Gleichzeitig stieg auch die Anzahl an Pflegebedürftigen, die im Pflegeheim versorgt wurden von 1999 bis 2011 um 32 %. Auch die Inanspruchnahme ambulanter Pflegeleistungen, die von Pflegediensten erbracht werden, ist gestiegen. Dieser Anstieg war im gleichen Zeitraum sogar stärker als für den stationären Bereich und betrug 38,8 %. Diese wenigen Zahlen verdeutlichen bereits, dass es zumindest in der Vergangenheit und Gegenwart nicht zu einer Abschwächung der stationären Vollzeitpflege gekommen ist. Dass die professionelle Betreuung ambulanter Pflegearrangements jedoch stärker steigt als der Ausbau der Pflegeheimplätze, zeigt zumindest, dass es keinen Trend weg von der ambulanten Versorgung gibt [2].

Hinsichtlich der zu prognostizierenden Entwicklung der Anzahl pflegebedürftiger Menschen und der zur Verfügung stehenden professionellen Pflegekräfte wird in den einschlägigen Untersuchungen von folgenden Zahlen ausgegangen:

Der Themenreport 2030 der Bertelsmann Stiftung [36] geht davon aus, dass die Zahl der Pflegebedürftigen sich bundesweit in den nächsten zwanzig Jahren um etwa die Hälfte erhöhen, im Jahr 2030 also ca. 3 Millionen betragen wird. Dabei wird es aber wegen der unterschiedlichen Altersstruktur der Bevölkerung zu erheblichen länderspezifischen und kommunalen Unterschieden kommen. So wird für Bremen prognostiziert, dass die Zahl der Pflegebedürftigen lediglich um 28,8 % zunehmen wird, für Brandenburg wird im gleichen Zeitraum allerdings eine Zunahme um 72,2 % vermutet. Blinkert wagt eine Prognose, die noch weiter in die Zukunft geht. Er nimmt an, dass es bis zum Jahr 2050 zu einer Verdoppelung der Zahl der Pflegebedürftigen kommen wird [37].

Im Prognosezeitraum bis 2030 wird sich aber gleichzeitig auf Grund des demografischen Wandels das Arbeitskräfteangebot reduzieren. Es wird also zu einer gegenläufigen Entwicklung von einerseits erhöhtem Pflegedarf und andererseits reduziertem Fachkräfteangebot kommen. Dieses Phänomen wird mit der sogenannten Versorgungslücke beschrieben. Ohne entsprechende Anstrengungen wird eine Schließung der Versorgungslücke nicht möglich sein. Bei unterschiedlichen Szenarien kommt die Untersuchung der Bertelsmann Stiftung dabei zu einer Versorgungslücke zwischen 434.000 und 492.000 Vollzeitäquivalenten. Ursächlich für die prognostizierte Lücke ist zu 80 % der steigende Bedarf und lediglich zu 20 % der Arbeitsmarkteffekt [36].

Für die Autoren des Reports ergibt sich aus diesen Zahlen die Notwendigkeit, ein gesondertes Zukunftsszenario zu entwickeln, bei dem davon ausgegangen wird, dass sich die Zahl der in vollstationärer Pflege befindlichen Menschen nicht erhöht, sich die Anteile der ambulanten Pflege an der gesamten Pflege im Vergleich zum Jahre 2009 von 23,7 % bis zum Jahr 2030 auf 33,2 % erhöht und der Angehörigenpflegeanteil mit ca. 46 % auf dem Niveau von 2009 stabilisiert werden kann.

Die Realisierungschancen für diesen Prognoseansatz werden aber im Rahmen vor allem soziologisch orientierter Untersuchungen aufgrund sozialer und kultureller Wandlungsprozesse bezweifelt. Nach deren Untersuchungsergebnissen wird die Zukunft der Pflege ganz wesentlich durch die folgenden Einflussfaktoren bestimmt:

- Weitere Zunahme der weiblichen Erwerbstätigkeit
- Wandel der Arbeitsbedingungen hin zu mehr Flexibilität und räumlicher Mobilität
- Reduzierung des Anteils sogenannter „Normalfamilien"
- Wandel im Lebensstil, der mit dem Schlagwort der Individualisierung gekennzeichnet werden kann.

Blinkert und Klie haben in ihrer Studie „Soziale Ungleichheit und Pflege" aus dem Jahr 2008 die Bedarfsentwicklung an Pflegeleistungen in Beziehung gesetzt zu den anzunehmenden Veränderungen der informellen Unterstützungsleistungen. Sie kommen dabei zu dem Szenario, dass sich durch die demografische Entwicklung die Anzahl der Pflegebedürftigen bis zum Jahr 2050 verdoppelt. Gleichzeitig gehen sie davon aus, dass weniger durch Familienmitglieder und weitere Bezugspersonen gepflegt werden wird [38].

---

Übernehmen Familienmitglieder in Zukunft seltener die Versorgung pflegender Angehöriger, entsteht die große Herausforderung, wie diese Lücke durch professionelle Pflegekräfte und Ehrenamtliche zu füllen ist

---

Auf der Grundlage dieser sozialen Wandlungsprozesse kommen die Autoren zu dem Ergebnis, dass dadurch die Zahl der in Heimen Versorgten um den Faktor vier bis fünf steigen könnte. Das hieße, dass im Jahr 2050 ca. 3 Millionen Menschen vollstationär in Pflegeheimen betreut werden müssten.

Auf der Grundlage einer Befragung von 2.000 Personen im Alter zwischen 45 und 65 Jahren, also der Generation, die aller Voraussicht nach die nächstältere Generation pflegen wird, finden die Autoren einen hohen Einfluss des sozialen Milieus bezogen auf zukünftige Pflegearrangements. Vereinfacht lässt sich der dort entwickelte soziale Zusammenhang so darstellen: Die Wahrscheinlichkeit, die familiale Pflege-aufgabe zu übernehmen, ist in den unteren sozialen Schichten der Gesellschaft mit traditionellen Milieus am größten und in den gehobenen sozialen Milieus mit moder-nen, individualisierten Lebensentwürfen am geringsten. Stationäre Versorgung wird von einem sehr großen Teil der Personen mit einem niedrigen Sozialstatus abgelehnt und am stärksten befürwortet bei Personen, die sowohl einen hohen Status als auch einen modernen Lebensentwurf haben. Insbesondere bei den heute 40 bis 65-jäh-rigen wird die Pflege von Familienmitgliedern weniger moralisch angegangen, als vielmehr als eine Verpflichtung mit zu berücksichtigenden Konsequenzen für die persönliche Kosten-Nutzen-Bilanz gesehen. Gerade wenn wenig Geld vorhanden ist, ist die familiale Pflege kostengünstig, insbesondere wenn über die Geldleistun-gen zumindest etwas finanzielle Entlastung im Haushaltseinkommen zu spüren ist. Die durch die Pflegetätigkeit entgehenden Chancen für pflegende Angehörige sind im Vergleich zu den gehobenen Milieus deutlich geringer. Hier fällt die Kosten-Nut-zen-Abwägung umgekehrt aus: auf Grund der besseren ökonomischen Lage und der zusätzlichen finanziellen Mittel aus der Pflegeversicherung liegen die Kosten für eine stationäre Unterbringung niedriger als die Kosten, die mit einer Selberpflege verbun-den wären.

Da die Bedeutung der traditionellen, vormodernen Milieus mit geringem sozia-len Status aber im weiteren Verlauf der gesellschaftlichen Entwicklung quantitativ nach Meinung der Autoren abnehmen wird, scheint auch diese Entwicklungslinie des sozialen Wandels eher mit einer Vergrößerung der Nachfrage nach professionellen Unterstützungsangeboten im stationären Bereich verbunden zu sein. Diese Entwick-lung sehen die Autoren auch dadurch gestützt, dass die Hälfte der Befragten im Falle der eigenen Pflegebedürftigkeit eine Versorgung in einem „gut geführten" Pflegeheim akzeptieren würde.

Allerdings muss bedacht werden, dass immer davon gesprochen wird, in einem „guten" Pflegeheim untergebracht zu sein. So ist also zu fragen, ob die häufig zitierte Haltung gegen die vollstationäre Unterbringung gegen Pflegeheime an sich gerich-tet ist oder lediglich gegen bestimmte Formen und Merkmale, die entweder real oder medial vermittelt die Wahrnehmung der Heimunterbringung bestimmen. In welchem Umfang in Zukunft auch stationäre Pflegearrangements in Erwägung gezogen werden, könnte also auch von der zukünftigen Ausgestaltung der Versorgung in Pflegeheimen bestimmt werden.

Die Kritik gegenüber der aktuellen Situation kommt aus verschiedenen Perspek-tiven. Zum einen wird in medial aufbereiteten Schilderungen wesentlich häufiger ein negatives als ein positives Bild vom Leben im Pflegeheim vermittelt. Zum anderen hat der Medizinische Dienst der Spitzenverbände der Krankenkassen in seinem ersten Qualitätsbericht im Jahre 2004 veröffentlicht, dass bei lediglich 59 % aller im Pfle-geheim versorgten Versicherten die Vorgehensweise bei der Ernährung und Flüssigkeitsversorgung angemessen war [39]. Dieser Missstand und weitere aufgedeckte Defizite verschärften das überwiegend negative Bild stationärer Einrichtungen in Deutschland. Die aktuellen Qualitätsprüfungen können weitere Verunsicherung hervorrufen. Das in der Öffentlichkeit als „Pflege-Tüv" bekannte Verfahren zur Veröffentlichung der Ergebnisse der Qualitätsprüfungen von Pflegeeinrichtungen wurde und wird vielseitig kritisiert und dennoch bislang nur eingeschränkt überarbeitet. Verunsicherung kann bei den Angehörigen oder Pflegebedürftigen selbst, die auf der Suche nach einer geeigneten Einrichtung sind, z. B. dadurch entstehen, dass fast alle Einrichtungen sehr gut abschneiden, die Qualität aber überwiegend auf der Grundlage der Dokumentation beurteilt wird. Die ausgewiesene Gesamtnote bezieht zudem nicht die Ergebnisse der Befragung der Heimbewohner ein.

Eine neuere Entwicklung der kritischen Betrachtung der Situation in Pflegeheimen kommt aus der juristischen Argumentation. In ihrer Promotion „Staatliche Schutzpflichten gegenüber pflegebedürftigen Menschen" verweist Susanne Moritz auf die vielfach empirisch belegten Missstände in stationären Pflegeeinrichtungen in Deutschland, die nach ihren Darlegungen gegen grundgesetzlich verankerte Menschenrechte verstoßen und deshalb eine Klage beim Bundesverfassungsgericht ggf. erfolgreich erscheinen lassen. Die Autorin erhebt dabei keine Vorwürfe gegen die Pflegenden. Sie sieht Missstände also primär nicht als die Summe von Fehlverhalten der Pflegekräfte. Vielmehr fokussiert sie staatlich zu verantwortende strukturelle Versäumnisse [40]. Ob dies – wie die Autorin meint – zu einer erfolgreichen Verfassungsgerichtsklage führen wird und sich dadurch ggf. Veränderung in der Qualität stationärer Pflege ergeben, bleibt abzuwarten. Aber es sind gerade diese mit der Vorstellung des Verlustes der eigenen Würde verbundenen Missstände, die Sorgen und Ängste im Hinblick auf eine vollstationäre Versorgung bei den Betroffenen hervorrufen.

Trotz dieser berechtigten Kritik weist Klie in seiner Veröffentlichung „Wen interessieren die Alten?" [34] darauf hin, dass bei der (öffentlichen) Bewertung der vollstationären Unterbringung Vorsicht und eine differenzierende Betrachtungsweise geboten sei. Pflegeheime könnten insbesondere für Menschen mit Demenz auch Lebensorte mit günstigen Rahmenbedingungen zur Gestaltung sein, an denen ihnen mit Respekt begegnet wird. Der bloße Verbleib in der Häuslichkeit ist nicht in jedem Falle gleichzusetzen mit hoher Lebensqualität.

Unter der Fragestellung, ob grundsätzlich von einer voranschreitenden Endsolidarisierung in der Gesellschaft ausgegangen werden muss, die in Zukunft auch zu einer verringerten Bereitschaft führen wird, Angehörige zu pflegen, kommen Blinkert und Klie [38] zu einer differenzierenden Stellungnahme, die auch im Hinblick auf die Gestaltung zukünftiger Pflegearrangements bedeutsam werden kann. Sie unterscheiden hinsichtlich menschlicher Solidaritätsbeziehungen zwischen Nahraum- und Fernraumsolidarität. Nahraumsolidarität bezieht sich auf uns vertraute Menschen, mit denen wir unser soziales Leben gemeinsam gestalten, mit denen wir verbunden sind und uns verpflichtet fühlen (Ehepartner, Lebenspartner, Kinder, Freunde, Nachbarn und Arbeitskollegen). Fernraumsolidarität bezieht sich auf Fremde und Zeitgenossen. Diese Fernraumsolidarität zeigt sich nach u.a. in der Bereitschaft zum zivil-gesellschaftlichen Engagement.

Sozialraumuntersuchungen hinsichtlich der Ausprägung der dargestellten Soli-daritätsformen verweisen auf unterschiedliche Schwerpunkte im Stadtgebiet. Für den Quartiersbezug kann festgestellt werden, dass es entweder eine stark verbreitete Nahraumsolidarität bei gleichzeitig niedrig ausgeprägter Fernraumsolidarität gibt oder umgekehrt. Nach Meinung der Autoren könnte dies auch Konsequenzen für die Planung milieuangemessener Infrastrukturen für die Pflege haben. So ist es in Gebieten mit starker Nahraumsolidarität wichtig, die häuslichen Pflegearrangements durch professionelle Hilfen zu stärken. Bei verbreiteter Fernraumsolidarität sollte das Augenmerk vor allem auf der wohnortnahen Versorgung durch teilstationäre Ange-bote oder Wohngruppenprojekte liegen, in der sich dann zivilgesellschaftliches Enga-gement etablieren kann [41].

Für die Zukunft erwarten Blinkert und Klie eher eine Verringerung der Nahraum-solidarität und eine Zunahme der Fernraumsolidarität mit einer Erhöhung des zivil-gesellschaftlichen Engagements. Um Missverständnissen vorzubeugen, verweisen die Autoren in diesem Zusammenhang ausdrücklich darauf, dass eine Ausweitung des zivilgesellschaftlichen Engagements nicht als Mittel zum Abbau sozialstaatlicher Verpflichtungen zu verstehen ist. Zum Beleg dieser Ausführungen verweist Blinkert auf Untersuchungsergebnisse im europäischen Bereich, wonach das zivilgesell-schaftliche Engagement in den Ländern am höchsten ist, die über ein hohes Maß an sozialstaatlicher Absicherung verfügen. Unter dieser Voraussetzung sieht Blinkert das Potenzial des zivilgesellschaftlichen Engagements vor allem bei sozialkommuni-kativen Hilfen, die über das hinausgehen, was Pflegedienste leisten können. So kann die Versorgung pflegebedürftiger Menschen zwar nicht durch freiwillig Engagierte sichergestellt werden, aber die Situation vor allem der Alleinlebenden durch dieses Engagement verbessert werden [41].

Der wissenschaftliche und gesellschaftspolitische Diskurs zur Pflege wird – wie dargestellt – vom Paradigma ambulant vor stationär beherrscht, da es nach einschlä-giger Meinung sowohl den Wünschen der Pflegebedürftigen als auch gesundheits- und finanzpolitischen Leitvorstellungen entspricht. Auch der „Themenreport Pflege 2030" der Bertelsmann Stiftung setzt zur Bewältigung der mit der Pflege verbundenen Her-ausforderungen unter anderem auf eine Ausweitung bürgerschaftlichen Engagements. In diesem Report wird u.a. den Fragen nachgegangen, welche Möglichkeiten es gibt,

a. die ambulante, informelle Pflege gegen den sich abzeichnenden Trend der Zunahme stationärer Versorgung zu stärken;

b. dem sich abzeichnenden Mangel an Pflegefachkräften im Verhältnis zum anstei-genden Bedarf an Pflege und Betreuung entgegenzuwirken.

In diesem Zusammenhang weist der Bericht den Kommunen – schon aus deren eigenen finanzpolitischen Interessen – eine zentrale Rolle zu. Der Personalbedarf ist in besonderem Maße an die Heimquote gekoppelt, da ein stationär untergebrachter Pflegebedürftiger in der Betreuung und Pflege wesentlich aufwändiger ist als ein ambulanter. Somit sind auch die Kosten für die sozialen Sicherungssysteme höher, denn die Zuzahlungen können nicht von allen Pflegebedürftigen und ihren Familien geleistet werden. Wenn überwiegend ambulant gepflegt wird, beschränkt sich die Last auf die Hilfe zur Pflege und die Kommune muss nicht für die hohen Zuzahlungen bei stationärer Unterbringung aufkommen. Es wird daher ein Plädoyer ausgesprochen, den prognostizierten Versorgungslücken in der Pflege durch Konzepte zu begegnen, die über eine sinnvolle Zusammenarbeit der Akteure einen ambulanten Verbleib ermöglichen. Inhaltlich wird die zentrale Aufgabe der Kommunen darin gesehen, die für die notwendigen Reformmaßnahmen erforderlichen Prozess- und Orientierungs-aufgaben bei der erforderlichen Kooperation und Vernetzung verschiedener Institu-tionen und Personen zu übernehmen. Das Ergebnis dieser Anstrengungen sollte es sein, dass kontinuierlich über Quartiersmanagement Pflege-Mix-Netzwerke vor Ort etabliert werden, die zudem ein Case- und Care-Management für die Betroffenen anbieten. Hierüber soll ebenfalls bürgerschaftliches Engagement gestärkt und inte-griert werden mit dem Ziel, bedarfsgerechte und qualitativ hochwertige Pflege auch zukünftig sicherzustellen [36].

Neben der dargestellten Aufgabenbestimmung der Kommunen muss besonders die Zielrichtung dieser Argumentation betrachtet werden. Zugespitzt formuliert: Das Pflegepotenzial der näheren Angehörigen (vor allem pflegende Töchter und Schwei-gertöchter) wird sich in Zukunft verringern. Eine Ausweitung professioneller Versor-gung ist wegen fehlender Fachkräfte und zu begrenzenden Kostensteigerungen nicht möglich. Daher müssen kostengünstige Alternativen und zusätzliche (unentgeltli-che), über Verwandtschaftsbeziehungen hinausgehende informelle Pflegepotenziale (im Pflegereport „bürgerschaftlich getragene Versorgung" genannt) ergänzend gefun-den werden. Damit ist jedoch das Problem verbunden, das sich solche Bereitschaften entwickeln müssen. Die in diesem Zusammenhang von Klie beschriebene Zukunfts-vision einer sorgenden Gemeinschaft bietet hierfür Ansatzpunkte [34]. Lassen sich darüber hinaus Wege aufzeigen, die zu Qualitätsverbesserungen der Pflege und über die angesprochenen sozialen Milieus hinaus zur Stärkung der ambulanten pflegeri-schen Versorgung führen ohne weitere Kosten zu verursachen?

Antworten auf diese Frage versuchen Göhner, Klie und Schuhmacher in ihrem Beitrag zum Pflegereport der Bertelsmann Stiftung zu geben. Im Mittelpunkt ihrer Lite-raturrecherche stehen „Unterstützungsleistungen und Hilfen für pflegende Angehörige, die zur Verwirklichung der Ziele „ambulant vor stationär" und „informell vor formell" wirken" [36]. Zusammenfassend kommen sie zu folgenden Ergebnissen: Besonders wirksam sind Konzepte, bei denen Pflegebedürftige und ihre Familie durch Pflege-berater oder Case-Manager begleitet werden, die verschiedene Kompetenzen bündeln und beraten, unterstützten und vermitteln können [36]. Insbesondere gilt dies für die Gestaltung der Schnittstelle vom Krankenhaus zurück in die häusliche Versorgung.

Obwohl die Forschungsbefunde zur Bedeutung von Case-Management eindeu-tig den Effekt des Verbleibs in der häuslichen Versorgung belegen, sind diese noch keineswegs flächendeckend im Einsatz. Die Implementierung von Case-Management sollte verknüpft sein mit tragfähigen lokalen und Sektor übergreifenden Kooperations- und Vernetzungsstrukturen. Es gibt also durchaus Ansatzpunkte für die weitere Stabilisierung häuslicher Pflegearrangements. Die zentrale Rolle scheinen dabei jene professionellen Unterstützungsangebote einzunehmen, die eingebettet sind in ein sogenanntes Pflege- Mix von Angehörigen, professionellen Helfern und (qualifizierten) ehrenamtlichen Unterstützern. Aber es sind häufig nur projektartige Ansätze, die bislang ohne strukturelle Verankerung bleiben.

Ohne strukturelle Änderungen im Bereich ambulanter Versorgung wird es – soweit es finanzierbar bleibt – zu einer Zunahme stationärer Versorgung kommen. Alle anderen Szenarien sind davon abhängig, wie die weitere Entwicklung in der Gestaltung von Pflegearrangements verlaufen wird. Daher kann zum gegenwärtigen Zeitpunkt über die zukünftige Rolle der professionellen Unterstützungsangebote keine verlässliche Aussage gemacht werden. Ihre vor allem quantitative Bedeutung wird wesentlich dadurch bestimmt werden, welche Pflegearrangements sich im Zuge folgender Eiflussfaktoren durchsetzen werden:

- gesundheitspolitische Leitziele
- Gesetzgebung und Mittelsteuerung (ambulant vor stationär, Prävention vor Rehabilitation)
- familienpolitische Weichenstellungen (Grad der Anerkennung von familiär erbrachten Pflegeleistungen, Vereinbarkeit von Pflege und Beruf)
- Gestaltung der Arbeitswelt, sich vollziehende soziale Wandlungsprozesse (Lebensentwürfe und Lebensformen, Ausweitung des zivilgesellschaftlichen Engagements)
- kommunale Gestaltungsweisen und -möglichkeiten sowie vorhandene Interessen

Die Anbieter von professionellen Hilfen werden in Zukunft auch verstärkt auf regionale Besonderheiten eingehen und dies in ihrem Leistungsangebot berücksichtigen müssen. Damit dies aber im Sinne der zunehmend aktiver eingebundenen Pflegebedürftigen und ihrer Familien passiert, sind spezifische Qualifikationen auf Seiten der Gesundheitsberufe erforderlich. So ist es hoch relevant, die analytische Kompetenz zu haben, die angebotenen Leistungen an die regionalen Besonderheiten anzupassen und dabei die sich ausdifferenzierenden Versorgungserfordernisse zu berücksichtigen. Koordinative Fähigkeiten werden zum Aufbau wohnortnaher integrierter Versorgungsangebote dabei genauso relevant sein wie die Unterstützung der Individuen bei Orientierungs- und Entscheidungsprozessen. Dies trifft insbesondere für städtische Regionen zu, in denen die Vielfalt der Angebote eine bedarfsgerechte Auswahlentscheidung erfordert [42]. Diese Kompetenzen sollten qualifikationsübergreifend in Ausbildungscurricula aufgenommen werden. Dabei ist die Kooperation aller Gesundheitsberufe „auf Augenhöhe" als selbstverständliche Grundvoraussetzung zu sehen für eine solidarische Gesundheitsversorgung in der Gesellschaft des langen Lebens [43].

Der Gesundheits- und Pflegesektor ist ein weiter expandierender Arbeitsmarkt mit zukunftssicheren Berufsperspektiven für diejenigen, die dem Arbeitsmarkt bereits

zur Verfügung stehen genauso wie für diejenigen, die sich erst in Zukunft als Berufs-
perspektive für diesen Bereich entscheiden. Wie sich die Einkommenssituation für die
Pflegeberufe entwickeln wird, ist ebenfalls schwer vorauszusagen. Die Verknappung
des Pflegekräfteangebots spricht eher für Einkommensverbesserungen, andererseits
wird jedoch von staatlicher Seite versucht werden, durch entsprechende gesetzliche
Regelungen zur Leistungsvergütung die Ausgaben im Rahmen der Pflegeversicherung
zu begrenzen. Eine nicht unerhebliche Gruppe der Bevölkerung wird finanziell nicht
dazu in der Lage sein, Leistungen darüber hinaus in Anspruch zu nehmen.

## Literaturverzeichnis

[1]   Büscher A. Ambulante Pflege. In: Schaeffer D, Wingenfeld K (Hg.). Handbuch Pflegewis-
      senschaft. Weinheim, Juventa, 2011, 491–512.
[2]   Statistisches Bundesamt. Pflegestatistik 2011, Pflege im Rahmen der Pflegeversicherung,
      Deutschlandergebnisse. Wiesbaden, Statistisches Bundesamt, 2013.
[3]   BMG – Bundesministerium für Gesundheit. Abschlussbericht zur Studie „Wirkungen des Pflege-
      Weiterentwicklungsgesetzes". Berlin, BMG, 2011. www.bundesgesundheitsministerium.de/
      fileadmin/dateien/Publikationen/Pflege/Berichte/Abschlussbericht_zur_Studie_Wirkungen_
      des_Pflege-Weiterentwicklungsgesetzes.pdf (letzter Zugriff: 07.03.2014).
[4]   http://bmg.bund.de/pflege/ (letzter Zugriff: 07.03.2014).
[5]   Schnepp W. Im Angesicht des Anderen: Schützen müssen. Pflege & Gesellschaft, 2006, 1, 61–76.
[6]   BMFSFJ – Bundesministerium für Familie, Senioren, Frauen und Jugend. Möglichkeiten und
      Grenzen selbständiger Lebensführung in privaten Haushalten (MuG III). Repräsentativbefunde
      und Vertiefungsstudien zu häuslichen Pflegearrangements, Demenz und professionellen
      Versorgungsangeboten. Integrierter Abschlussbericht. München, BMFSFJ, 2005.
[7]   Garms-Homolová V. Koproduktion in häuslicher Pflege – informelle Hilfe für Empfänger berufs-
      mäßiger Pflege in elf europäischen Ländern: die AdHOC-Studie. In: Zank S, Hedke-Becker A (Hg.).
      Generationen in Familie und Gesellschaft im demographischen Wandel. Stuttgart, Kohlhammer,
      2008, 146–164.
[8]   Pflegeneuausrichtungsgesetzwww.bmg.bund.de/pflege/das-pflege-neuausrichtungs-gesetz.html
      (letzter Zugriff: 07.03.2014).
[9]   www.mdk.de (letzter Zugriff: 07.03.2014).
[10]  Statistisches Bundesamt. Demografischer Wandel in Deutschland, Heft 2, Auswirkungen auf
      Krankenhausbehandlungen und Pflegebedürftige im Bund und in den Ländern. Wiesbaden,
      Statistisches Bundesamt, 2010.
[11]  Andersen R, Newman J. Societal and individual determinants of medical care utilization in the
      United States. Milbank Mem Fund Q Health Soc, 1973, 51, 1–28.
[12]  Andersen R. Revisiting the behavioral model and access to medical care: Does it matter? J
      Health Soc Behav, 1995, 36, 1–10.
[13]  Babitsch B, Gohl, D, von Lengerke T. Re-visiting Andersen's Behavioral Model of Health Services
      Use: a systematic review of studies from 1998–2011. Psychosoc Med, 2012, 9, 1–15.
[14]  Stockdale SE, Tang L, Zhang L, Belin TR, Wells KB. The effects of health sector market factors
      and vulnerable group membership on access to alcohol, drug, and mental health care. Health
      Serv Res, 2007, Jun, 42, 1020–1041.
[15]  Blackwell DL, Martinez ME, Gentleman JF, Sanmartin C, Berthelot JM. Socioeconomic status and
      utilization of health care services in Canada and the United States: findings from a binational
      health survey. Med Care, 2009, Nov, 47, 11, 1136–1146.

[16] Dhingra SS, Zack M, Strine T, Pearson WS, Balluz L. Determining prevalence and correlates of psychiatric treatment with Andersen's behavioral model of health services use. Psychiatr Serv, 2010, May, 61, 5, 524–548.

[17] Ani C, Bazargan M, Bazargan-Hejazi S, Andersen RM, Hindman DW, Baker RS. Correlates of self-diagnosis of chronic medical and mental health conditions in under-served African American and Latino populations. Ethn Dis, 2008, 18, 2 Suppl 2, 105–111.

[18] Dorin L, Büscher A. Ambulante Pflegearrangements von Schwerpflegebedürftigen: Präferenzen, Erwartungen, Entscheidungshintergründe. In: Böcken J, Braun B, Repschläger U (Hg.). Gesundheitsmonitor 2012. Gütersloh, Verlag Bertelsmann Stiftung, 2012, 248–270.

[19] Bradley EH, McGraw SA, Curry L, Buckser A, King KL, Kasl SV, Andersen R. Expanding the Andersen Model: The Role of Psychosocial Factors in Long-Term Care Use. Health Serv Res, 2002, 37, 5, 1221–1242.

[20] Büscher A: Negotiating helpful action. A substantive theory on the relationship between formal and informal care. Tampere University Press 2007.

[21] Zank S, Schacke, C, Leipold B. Längsschnittstudie zur Belastung pflegender Angehöriger von demenziell Erkrankten (LEANDER): Ergebnisse der Evaluation von Entlastungsangeboten. Zeitschrift für Gerontopsychologie und -psychiatrie, 2007, 4, 239–255.

[22] Kofahl C, Lüdecke D, Döhner H. Der Einfluss von Betreuungsbedarf und psychosozialen Determinanten auf Belastung und Wohlbefinden von pflegenden Angehörigen alter Menschen. Ergebnisse aus der deutschen Teilstichprobe des Projekts EUROFAMCARE. Pflege & Gesellschaft, 2009, 3, 236–253.

[23] Scharlach EA, Giunta N, Chow J, Lehning A. Racial and ethnic variations in caregiver service use. J Aging Health, 2008, 20, 3, 326–346.

[24] Rose E, Mallinson K, Gerson L. Mastery, burden, and areas of concern among family caregivers of mentally ill persons. Arch Psychiatr Nurs, 2006, 20, 1, 41–51.

[25] Phillipson L, Magee C, Jones SC. Why carers of people with dementia do not utilise out-of-home respite services. Health and Social Care in the Community, 2013, 4, 411–422.

[26] Casado BL, van Vulpen KS, Davis SL. Unmet Needs for Home and Community-Based Services Among Frail Older Americans and their Caregivers. Journal of Aging and Health, 2011, 23, 3, 529–553.

[27] Dorin L, Metzing S, Krupa E, Büscher A. Erholungszeiten für Familien von Schwerpflege-bedürftigen: Inanspruchnahme und Potenzial von Tages- und Kurzzeitpflege, Pflege & Gesellschaft, 2014, 1, 59–75.

[28] Renteln-Kruse W von. Krankenhausversorgung alter Menschen. In: Kuhlmey A, Schaeffer D (Hg.). Alter, Gesundheit und Krankheit – Handbuch Gesundheitswissenschaften. Bern, Huber, 2008, 320–333.

[29] Condelius A, Edberg AK, Hallberg IR, Jakobsson U. Utilization of medical healthcare among people receiving long-term care at home or in special accommodation. Scand J Caring Sci, 2010, 24, 404–413.

[30] Schaeffer D, Büscher A, Ewers M. Ambulante pflegerische Versorgung alter Menschen. In: Kuhlmey A, Schaeffer D (Hg.). Alter, Gesundheit und Krankheit – Handbuch Gesundheitswissenschaften. Bern, Huber, 2008, 352–369.

[31] Büscher A. Ambulante Pflege. In: Schaeffer D, Wingenfeld K (Hg.). Handbuch Pflegewissenschaft. Weinheim, Juventa, 2011, 491–512.

[32] Klie T, Büscher A. Qualität in der häuslichen Pflege. Zentrum für Qualität in der Pflege, Berlin. www.zqp.de/index.php?pn=project&id=327 (letzter Zugriff: 07.03.2014)

[33] Neuhaus A, Istort M, Weidner, F. Situation und Bedarfe von Familien mit mittel- und osteuropäischen Haushaltshilfen. Köln, Deutsches Institut für angewandte Pflegeforschung e.V., 2009.

[34] Klie T. Wen kümmern die Alten? Auf dem Weg in eine sorgende Gesellschaft. München, Pattloch Verlag, 2014.

[35] Koalitionsvertrag 2013 www.bundesregierung.de/Content/DE/StatischeSeiten/Breg/ koalitionsvertrag-inhaltsverzeichnis.html (letzter Zugriff: 07.03.2014).

[36] Themenreport der Bertelsmann Stiftung. „Pflege 2030" Was ist zu erwarten – was ist zu tun? Gütersloh, Verlag Bertelsmann Stiftung, 2012. www.bertelsmann-stiftung.de/cps/rde/xbcr/ SID-82D77210-EE396C30/bst/xcms_bst_dms_36923_39057_2.pdf (letzter Zugriff: 07.03.2014)

[37] Blinkert, B. Bedarf und Chancen. Die Versorgungssituation pflegebedürftiger Menschen im Prozess des demografischen und sozialen Wandels 3, 2007, 227–239.

[38] Blinkert B, Klie T. Soziale Ungleichheit und Pflege. Aus „Politik und Zeitgeschichte" 2008, 12–13, 25–33.

[39] Medizinischer Dienst der Spitzenverbände der Krankenkassen. Qualität in der ambulanten und stationären Pflege. 1. Bericht, Berlin, 2004. www.mds-ev.de/media/pdf/Erster_Bericht-118-XI_ QS-Pflege.pdf (letzter Zugriff: 07.03.2014).

[40] Moritz S. Staatliche Schutzpflichten gegenüber pflegebedürftigen Menschen. Baden-Baden, Nomos Verlag, 2013.

[41] Blinkert B. Pflege 2030: Chancen und Herausforderungen! Modellprogramm zur Verbesserung der Versorgung Pflegebedürftiger des Bundesministeriums für Gesundheit. Berlin, BMG, 2009. www.iso-institut.de/download/BMG_Pflege_2030.pdf (letzter Zugriff: 07.03.2014).

[42] Büscher A. Veränderungen in der Versorgungspraxis und ihre Auswirkungen auf die Gesundheitsberufe. In: Robert Bosch Stiftung (Hg.). Gesundheitsberufe neu denken, Gesundheitsberufe neu regeln. Grundsätze und Perspektiven. Stuttgart, 2013, 50–62. www. bosch-stiftung.de/content/language1/downloads/2013_Gesundheitsberufe_Online_ Einzelseiten.pdf (letzter Zugriff: 07.03.2014).

[43] Kuhlmey A. Präambel. In: Robert Bosch Stiftung (Hg.). Gesundheitsberufe neu denken, Gesundheitsberufe neu regeln. Grundsätze und Perspektiven. Stuttgart, 2013, 8–11. www.bosch-stiftung.de/content/language1/downloads/2013_Gesundheitsberufe_Online_ Einzelseiten.pdf (letzter Zugriff: 07.03.2014).

# Verzeichnis der Stichwörter

www.ingramcontent.com/pod-product-compliance
Lightning Source LLC
Chambersburg PA
CBHW080926050426
42334CB00055B/2788